体检速查手册

何 威 等◎主编

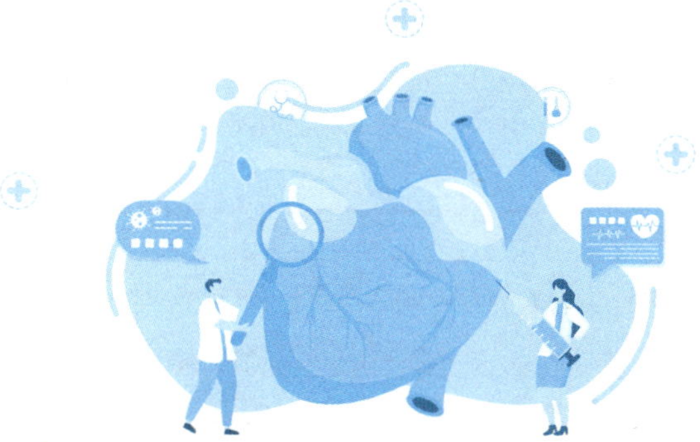

TIJIAN SUCHA SHOUCE

長江出版傳媒
湖北科学技术出版社

图书在版编目（CIP）数据

体检速查手册 / 何威等主编 . —武汉 : 湖北科学技术出版社 , 2024. 12

ISBN 978-7-5706-3013-4

Ⅰ . ①体… Ⅱ . ①何… Ⅲ . ①体格检查—手册 Ⅳ . ① R194. 3-62

中国国家版本馆 CIP 数据核字（2024）第 016340 号

策　　划：冯友仁　　　　责任校对：陈横宇

责任编辑：陈中慧　　　　封面设计：喻　杨

出版发行：湖北科学技术出版社

地　　址：武汉市雄楚大街 268 号（湖北出版文化城 B 座 13—14 层）

电　　话：027-87679468　　　　邮　　编：430070

印　　刷：武汉科源印刷设计有限公司　　　　邮　　编：430299

---

880 毫米 ×1230 毫米　1/32　9. 5 印张　260 千字

2024 年 12 月第 1 版　　2024 年 12 月第 1 次印刷

定　　价：48. 00 元

《体检速查手册》
编 委 会

主　编	何　威	中国人民解放军中部战区总医院综合科
	杨　宇	中国人民解放军中部战区总医院综合科
	袁梦雪	中国人民解放军中部战区总医院综合科
	王超臣	中国人民解放军中部战区总医院综合科
副主编	吴鹏飞	中国人民解放军中部战区总医院综合科
	谢　霖	中国人民解放军中部战区总医院综合科
	李　潇	中国人民解放军中部战区总医院综合科
	姚　晶	中国人民解放军中部战区总医院综合科
	方　烨	中国人民解放军中部战区总医院综合科
	邹　琳	中国人民解放军中部战区总医院综合科

编　者（按姓氏拼音排序）

陈诗画	武汉第十九干休所门诊部
陈　雪	中国人民解放军中部战区总医院综合科
程文姚	中国人民解放军南部战区总医院保健科
方　婉	中国人民解放军中部战区总医院综合科
冯　波	中国人民解放军 94198 部队

胡翰林　中国人民解放军中部战区总医院第七派驻门诊部
黄　琳　中国人民解放军中部战区总医院综合科
李露寒　中国人民解放军中部战区总医院神经外科
刘晓娟　湖北省军区第十七干休所门诊部
刘　欣　中国人民解放军中部战区总医院综合科
刘　雪　中国人民解放军中部战区总医院第一派驻门诊部
吕园园　中国人民解放军中部战区总医院第一派驻门诊部
宋宏文　联勤保障部队第九八九医院
王振宁　中国人民解放军 77228 部队
魏金霞　中国人民解放军中部战区总医院综合科
吴丽媛　中国人民解放军中部战区总医院肾病内科
吴雅丽　中国人民解放军中部战区总医院综合科
夏思源　江夏区第一人民医院内分泌科
杨光耀　武汉市第一医院肝胆外科
杨　亮　合肥市骨科医院康复医学科
姚　磊　中国人民解放军 32711 部队
张兰兰　中国人民解放军中部战区总医院综合科
张　曼　中国人民解放军中部战区总医院综合科
张　薇　中国人民解放军中部战区总医院保健科
张肖玲　中国人民解放军中部战区总医院综合科
张渝雯　中国人民解放军中部战区总医院综合科
郑小丽　中国人民解放军中部战区总医院第二派驻门诊部
朱　伟　武汉第十九干休所门诊部
朱玉娇　中国人民解放军中部战区总医院综合科

前　言

随着人们物质生活条件的改善以及工作、学习压力的日渐积累，目前我国有相当一部分人群存在“亚健康”的情况，“脂肪肝”“高血脂、高血压、高血糖”日趋年轻化。“冠心病、脑血管病”等各种急慢性疾病的发病也呈现出了低龄化趋势。

实际上很多疾病是“有迹可循”的，比如冠心病、脑梗死，这些患病人群大多有吸烟史、高血压、高血脂等一个或多个危险因素，相关血管彩超检查时可见动脉粥样硬化斑块。对于这部分人群来说，及早完善体检，有针对性地进行预防，可以有效改善恶性心脑血管疾病事件的发生、发展，显著降低因病致死率及致残率。另外一些进展性疾病早期是可防可治的，比如说胃肠道肿瘤、宫颈癌以及由乙肝、肝硬化导致的肝癌等等。

预防疾病的观念由来已久。相信很多人都听过扁鹊三兄弟的故事，《鹖冠子·卷下·世贤》中曾有记载，大致意思如下。魏文王曾问扁鹊：“听闻你兄弟三人均精于医术，谁的医术最好呢？”扁鹊说：“大哥最好，二哥次之，我在三人中最差。”魏文王不解，遂问缘由。扁鹊解释说：“大哥治病是在症状发作之前，那时候人们还不察觉有病，大哥就用药去除了病根。因为人们不觉得有病，使得他医术难以被人认可，所以没有名气，只是在我们家中被推崇备至。二哥治病，是在病症初起、症状尚不明显时，患者也没有觉得痛苦，二哥即药到病除，导致人们普遍认为二哥只是治小病很灵。我治病，都是病程中后期，病情十分严重、患者痛苦万分之时。他们看到我在经脉上穿刺放血，或在患处敷以毒药以毒攻毒，或动大手术直达病灶，使病重患者病情得到缓解或者逐渐痊愈，所以我的名气最大。”从这个故事中可以看出来，扁鹊也很看重疾病的预防。做事情、想问题不能只着眼于当下，应有先见之明。以预防为主，在疾病萌芽阶段就给予及时处理，不仅能减轻经济方面压力，还能有效缓解患者痛苦。

随着社会的发展，人们越来越关注健康问题。为了更好地了解自己的身体状况，有相当一部分人选择定期进行健康体检。一些单位也会定期组织员工体检，体检项目包括身高、体重、血压、抽血化验、心电图、胸片、腹部超声等常规项目。然而，这些常规体检大多是“流水线”套餐，每个人做的项目都一样，缺乏依据个人年龄、有无基础病、饮食生活习惯、家族史，有针对性地设置的个体化检查目录。不可避免地会出现“预防不力”的情况，让很多人陷入“体检没什么用”的误区。而且很多人在拿到体检报告时，并不能正确解读，偏离了体检工作者及健康体检机构科学有效预防疾病的初衷。

本着更好地服务广大群众，保障人民身体健康，推动卫生事业发展的初心，编者组织编写了这本《体检速查手册》。本书由多位长期从事健康体检保健工作的专家及一线临床工作人员共同编写。他们有着多年丰富的临床经验，在此基础上总结和提炼，结合临床常见疾病特点，围绕体检人群日常关切的问题，从医学专业术语解读、体检注意事项、体检项目及意义、检查检验结果、各个系统常见疾病病因、发病机制、临床表现及防治措施等多个方面展开论述，以期为广大读者提供更加科学、全面、专业的体检指导。希望通过本书帮助读者更加了解自己的身体，知道在哪些情况下需要体检，清楚体检的项目选择、体检前的注意事项，能够读懂体检报告。同时通过对身体各系统常见疾病进行解读，帮助读者有效通过体检及时发现疾病，早期干预疾病，有效防止疾病的发生、发展。

本书内容全面、系统科学，具有实用性、可读性和可操作性。从而全面保障身体健康。本书不仅适合进行常规体检的人群，也适用于需要进行特殊体检的人群，如各类慢性病人群、职业病人群、中老年人群等。同时，本书也适合医学专业人员、健康管理师等进行参考和学习。

由于知识与水平有限，书中不足之处难以避免，欢迎读者提出宝贵意见和建议，谢谢！

编者

目　录

第一章 绪论

《健康中国行动（2019—2030）》强调预防为主的理念，要求每个人都要重视预防工作，通过科学管理保护个人的健康。定期进行健康体检是预防工作的重要组成部分，它可以帮助我们及时发现身体潜在或已有的健康隐患或问题，并采取相应措施进行预防或治疗，从而逆转病情、恢复健康、提高生活质量。因此，我们应该养成定期体检的习惯，花最少的钱获取最大的健康效益。

第一节 我国居民健康状况

当今社会，经济条件明显改善，医疗技术快速发展，疾病防治措施日趋完善，能够满足绝大部分人们日益增长的医疗卫生服务的需要，可以实现大部分疾病的早发现、早诊断、早治疗。世界卫生组织研究发现，作为健康素养的重要表现方式，个人行为与生活方式因素对健康的影响达到 60%。但是国家卫生健康委员会公布的数据显示，2020 年全国居民健康素养水平仅达到 23.15%，可见健康管理和疾病预防工作还有很长的路要走。

虽然近些年我国人均预期寿命不断增长，但是老龄化、城镇化、工业化给人们的健康带来了诸多不利影响。不健康的生活方式，过度劳累，对自身健康管理的忽视是造成目前我国居民健康问题的重要原因。《中国居民营养与慢性病状况报告（2020 年）》（以下简称《报告》）指出，2019 年我国因慢性病导致的死亡占总死亡的 88.5%。

《报告》指出，我国超重及肥胖症患者数量为 5.07 亿人，糖尿病患者数量为 1.21 亿人，这两项均为全球第一；另外，高血压患者数量为 4.2 亿人，血脂异常患者数量为 2 亿人，高血脂患者数量为 1 亿人，脂肪肝患者数量为 1.2 亿人，每天确诊癌症患者数量为 1 万人，数字触目惊心，需要引起重视。

一、超重、肥胖是我国面临的重大健康问题

我国超重、肥胖人群上升速度较快、流行水平高、影响面波及整个人群。在我国成年居民超重、肥胖率超过 50%，6 ～ 17 岁的儿童青少年在 20% 左右，6 岁以下的儿童也达到 10%，防控挑战巨大。

中国居民膳食结构变化导致的超重、肥胖是心血管病高发的主要原因之一。

1. 肥胖的危害

肥胖是影响人们身心健康的重要公共卫生问题，可以从以下多个方面对人体产生影响。

（1）缩短寿命：肥胖者比正常体重者寿命短 5 ～ 20 岁，容易并发心衰、冠心病等致命性疾病。

（2）降低工作能力：肥胖者怕热、多汗、易疲劳、行动迟缓，严重影响生活质量和工作效率。

（3）加重心脏负担：肥胖者的心脏需要为过多的脂肪组织供血，增加了心脏的负荷和耗氧量，容易导致心力衰竭。

（4）导致内分泌紊乱：肥胖者的新陈代谢率降低，激素分泌失调，容易引起糖尿病、高血压、高血脂等代谢性疾病。

（5）损害肺功能：肥胖者的呼吸道阻力增加，呼吸困难，容易发生呼吸衰竭和睡眠呼吸暂停综合征。

（6）影响肝胆健康：肥胖者的脂肪在肝细胞内沉积，造成脂肪性肝炎或纤维化，甚至引发肝硬化或癌变。同时，由于胆汁酸合成增加和胆囊收缩减弱，容易形成胆结石。

（7）增加手术难度：肥胖者在手术中更容易出现出血、感染、伤口愈合不良等并发症，并且麻醉剂量和风险也更高。

（8）引起关节损伤：肥胖者的关节承受过大的压力，导致软骨退化和关节间隙变窄，引起关节炎或畸形。

（9）影响生殖能力：女性过度肥胖会导致月经不调、排卵障碍或不孕；男性过度肥胖会导致睾丸功能下降、精子数量减少或阳痿。

2. 超重、肥胖的发生原因

不健康的生活方式是超重、肥胖发生的主要原因。

（1）不良的饮食习惯：我国居民膳食结构表现为膳食脂肪功能比持续上升，食用油、食用盐摄入量远高于推荐值，而豆制品、奶类及蔬菜、水果的摄入明显不足等，过量摄入高热量、高脂肪、高糖的食物，会导致能量摄入超过消耗，从而形成脂肪。

（2）不良的运动习惯：技术装备的普及降低了职业劳动的强度，加上出行方式的多样化、便捷化，以及电子产品的普及，进一步降低了居民的活动量和能量消耗，缺乏适度的体力活动，会降低新陈代谢率和肌肉量，从而减少能量消耗和增加脂肪储存。

（3）不良的睡眠习惯：如睡眠不足或不规律，会影响激素分泌和食欲调节，从而增加饥饿感和食物摄入。

（4）过大的工作压力：当人体长期处于紧张、焦虑、抑郁等负面情绪中，会刺激皮质醇的分泌，从而促进脂肪合成和储存。

3. 超重、肥胖的预防、治疗措施

在临床指南中，肥胖这种临床症状需要进行长期管理，管理目标不仅有减重，而且包括管理并发症和改善整体健康状态。对于重度肥胖或有并发症的肥胖患者，指南甚至建议需要进行减重手术治疗。需要在社会层面支持保持良好的饮食习惯，为居民提供营养丰富的食物，加大健康体重知识的宣教；同时，也需要加强个体化的体重管理服务，加强对超重、肥胖个体化的指导，通过合理营养和充足身体活动，把健康体重贯穿在居民全生命周期。

二、癌症年轻化给社会和家庭带来沉重负担

癌症不仅会带来严重的健康问题，当癌症发生时也意味着需要付出高昂的治疗费用，大量时间、精力的付出，以及沉重的心理压力。对癌症进行早期筛查是预防癌症最经济、最有效的办法。早期筛查癌症不仅可以帮助尽可能在早期发现癌症，使得治疗效果最大化，而且可以降低癌症的发病率和死亡率，提高患者的生存率和生活质量；另外，癌症早期可以选择更简单的治疗方式进行治疗，在保证疗效的同时减轻了治疗对人体的伤害，使治疗费用大大降低。

近年来经济快速发展，加上慢性感染、不良生活方式、环境污染等原因，我国癌症发病仍然处于上升的态势。虽然我国癌症 5 年生存率在近十年来有所上升，达到 40.5%，但是与发达国家相比，还存在相当的差距。我国癌症防治水平不高的一个重要原因就是我国癌症筛查和早诊早治覆盖人群还相对较少，居民参加防癌体检的主动意识还不够强，大部分患者在发现癌症的时候就已经是中晚期了，导致后面治疗的效果比较差。预防和早诊早治是提高癌症生存率的关键。为了提高我国居民癌症的防治水平，2023 年国家 13 个部门联合印发了《健康中国行动——癌症防治实施方案（2023—2030 年）》，

围绕工作目标提出了 7 个主要措施，促进癌症防治工作高质量发展。

三、居民精神心理问题日益凸显

精神心理问题与身体健康的关系是密切的。一方面，身体健康可以促进心理健康，让人保持积极、愉快、自信的心态；另一方面，心理健康也可以影响身体健康，让人免受生理疾病的困扰。

随着人们生活节奏、工作压力的明显加大，我国居民精神、心理问题的发生率逐渐增加。2023 年发布的《中国国民心理健康报告（2021—2022）》指出，通过对 20 万人的抽样调查，抑郁风险检出率为 10.6%，焦虑风险检出率为 15.8%，相较 2019 年明显增加。

在成年人群中，焦虑和抑郁的高风险群体为青年人，18 ～ 24 岁年龄组的抑郁风险检出率最高，达 24.1%；25 ～ 34 岁年龄组的抑郁风险检出率次之，为 12.3%，也显著高于 35 岁及以上各年龄组。通过分析认为，造成青年人群的心理健康风险更高的原因，一是青年阶段工作、生活的不稳定所带来的不确定性；二是婚恋状况的不确定性，缺乏稳定的家庭和婚姻支持；三是生活节奏的加快。

提高对青年人心理健康的关注，提高青年人心理自我调节能力，倡导养成包括运动、睡眠和健康饮食在内的健康的生活方式。除此之外，促进心理健康服务的可及性和规范性、推动心理健康体检普及性也是促进国民心理健康的重要保障。

第二节　健康体检的意义

健康管理是预防和控制疾病的发生和发展，用最小的代价，来获取最大的健康回报。随着健康管理理念的发展，健康管理已经发展为在个人健康档案基础上，为个体提供个体化的健康事务管理服务，它是建立在现代医学、心理学、营养学和信息化管理技术模式上，从医学、社会、心理、环境、营养、运动的角度来对每个人进行全面个体化的健康保障服务，帮助、指导人们成功、有效地把握与维护自身的健康。

健康是需要管理的，健康体检是健康管理的基础。科学的健康管理通过预防性干预、修护、保养，可以成功地阻断、延缓，甚至逆转疾病的发生和发展进程，实现维护健康的目的。科学的健康管理是大势所趋，而健康体检是健康管理的前提。健康体检是指通过医学手段和方法对受检者进行身体检查，了解受检者健康状况、早期发现疾病线索和健康隐患的诊疗行为。健康体检可以用于个体和群体健康状况评价与疾病风险预测、预警及早期筛查。

对于普通民众来说，健康管理应该是在健康体检的基础上，逐渐培养健康管理的意识，并通过科学的健康管理方案，深入了解自己的健康状况；健康体检的意义在于培养健康的生活方式，预防和控制疾病的发生，增加健康寿命；另外，健康体检不仅需要个体的积极参与还需要专业人士的指导，科学分析个人的健康问题，制订合理的健康指导方案，来达到维护健康、预防疾病的目的。

疾病的发生、发展过程及对其危险因素的干预是健康体检的科学基础。现代医学研究表明，不良的生活方式、心理因素、环境因素等导致了大部分疾病的发生。除急性传染病外，个体从健康到疾病要经历低危险状态、高危险状态、早期病变、临床症状等多个阶段。这就给疾病预防提供了机会，通过健康体检，在形成疾病之前对疾病的危险因素进行阻断、延缓疾病的发展状态和进程，进而维护健康。

健康体检不仅可以促进个体的健康水平，而且可以有效提高个体的生命质量并降低医疗支出。在健康体检的基础上，运用医疗和信息技术进行个体化健康管理，建立一套完善、周密、个体化的健康服务体系，通过维护健康、促进健康等预防医学的方式，达到帮助健康人群及亚健康人群建立健康的生活方式，降低疾病风险，预防疾病，治疗疾病的目的。

对于很多疾病来说，预后的关键在于能否早期发现并及时治疗疾病。在癌症早期就被诊断和治疗，食管癌和宫颈癌 5 年生存率超过 90%，即使对于病情进展很快的肺癌和肝癌来说，5 年生存率也可以提高到 70%。大量研究表明，在健康管理上多花 1 元钱，就可以节约 8.59 元的药费和 100 元的抢救费、误工费、陪护费等。通过体检早期发现亚健康状态和潜在的疾病，早期进行诊断和治疗，对提高疗效，缩短治疗时间，减少医疗费用，提高生命质量有着十分重要的意义。

近年来，我国居民消费水平不断提高，健康体检更加普及，健康管理意识不断增长，健康状况逐年改善。《2023 年我国卫生健康事业发展统计公报》显示我国居民人均预期寿命 78.6 岁，孕产妇死亡率下降到 15.1/10 万，婴儿死亡率下降到 4.5‰，健康管理推动了我国居民健康水平的提高。全社会对急性传染病的预防、慢性传染病的早期筛选日趋重视，国人的健康管理意识，特别是城镇居民的健康意识发生着巨大的变化。

第二章

体检报告中常见专业术语解读

一、参考值和临界值

当您想要看懂体检报告时，首先必须知道什么是“参考值”。参考值也称“正常值”或“正常范围”，是指绝大多数健康人群的人体形态、功能和代谢产物等各种生理及生化指标范围。医生可以通过对患者生理指标的检测结果与参考值进行比较，来确定患者是否存在生理异常或疾病。由于个体存在差异，生物医学数据并不是一个单一的数值，而是在一定范围内上下波动，故而采用医学参考值范围来判断检查结果是正常还是异常。

通常参考值范围只涵盖大约 95% 的人，有 5% 的正常人的结果不在此范围之内。因此，小幅度超出参考值范围，便会达到边缘升高或边缘降低的“临界值”。临界值虽没有达到临床诊断标准，但可以对健康状况发出预警，提示身体可能出现异常。当患者的指标出现临界值时，医生需要立即采取措施进行治疗或进一步检查。临界值的设定是为了尽早发现和治疗患者的疾病，避免疾病的进一步发展。出现临界值最好的方法是追踪检查，依据结果的变化趋势再做理解，或辅助其他检查手段联合解读。

在体检报告中，参考值和临界值的设定是非常重要的，它们可以帮助医生及时发现患者的生理异常或疾病，并采取相应的治疗措施，以提高患者的生活质量和健康水平。一般而言，检查结果数值偏高或偏低都各有其临床意义，但有少数偏高或偏低无意义，必须依据各项检查意义的相关说明。解读数字结果时，不能只凭数值作判断，尤其是“临界值”，以免徒增烦恼。同一检查项目的参考值各医院及各本书中都不尽相同，其原因有多种。因此，重要的是参考受检医院所提供的参考值（一般在检验报告项目后列出），若缺少可以向该医院咨询。

二、假阳性和假阴性

假阳性和假阴性是医学诊断中常用的两个概念，用于描述检测结果与实际情况之间的关系。它们的意义在于帮助医生评估诊断工具的准确性，以及在制订治疗计划时考虑其可能的局限性。所谓“假阳性”是指检查结果是阳性，但实际上患者并没有该疾病或疾病没有活跃的表现。换句话说，检测出了不存在的疾病。例如，某些血液检测可能在健康人中显示阳性，导致错误的诊断（没病当有病）；“假阴性”则与之相反，即有检查结果是阴性，但实际上患者确实有该疾病或疾病存在但没有被检测出来。换句话说，错过了存在的疾病。例如，肿瘤筛查可能会出现假阴性结果，导致患者未能及早发现肿瘤（有病当没病）。因此，假阳性和假阴性对于医学诊断的准确性非常重要。相比较而言，假阴性更可怕，可能导致疾病未能被及早发现和治疗，造成漏诊，从而延误治疗时机。如果是传染病之类的话，会造成更严重的后果。而假阳性，虽然会在接下来的检验、治疗、复查过程中会被发现是虚惊一场，但是仍然会导致患者接受不必要的治疗，浪费时间和金钱。

从筛检的立场来看，应该宁可有假阳性，也不要有假阴性，以免筛检不到疾病。

了解所用试剂的假阳性和假阴性比率，将有助于判断体检结果的可靠程度。另外，每一种检查方法都有其敏感度和特异性，不同机构所使用的采检工具、仪器、试剂等不同，敏感度与特异性必然不同，这就是不同机构会产生不一致的检查结果的原因。在进行医学检测和诊断时，需要综合考虑假阳性和假阴性的可能性，以获得更准确的结果。

三、复检

复检，顾名思义就是重复同样的单项检查。在体检过程中，如果出现一项或几项不符合体检标准，对体检结果不满意或者是有疑问，无法下结论的时候，就可能需要再次检查。复检针对同一项目再做一次检查，根据两次检查的结果对比分析，得出结论。其意义在于确保检测结果的准确性，并排除因样本、仪器等原因导致的假阳性或假阴性结果。

复检可以帮助确认患者是否真的存在生理异常或疾病，以及确定疾病的严重程度和治疗方案。例如，如果初次检测结果显示某项生理指标超出参考值范围，可能需要进行复检以确认结果是真实的，而不是样本污染或实验室误差导致的假阳性结果。如果再次检测结果仍然异常，医生可以进一步采取必要的治疗措施，以预防疾病的发展。

有时仅凭一次检查结果，并不能立即判定是否正常。因为当次的检查结果只能表示当时的身体状况，因此需要在间隔一段时间之后再复检。通过复检，一来排除可能因生理状况变动所导致的偏差，二来可检测在此期间受检者是否有病情加重的现象，借此帮助医生诊断。

在初次检查出现问题，经过临床治疗后，临床症状缓解，或经过疗程治疗后，再进行复查一次。通过复查的结果，和初次检查结果相比较，来判断治疗的效果，为下一步调整治疗方向做出指导。如治愈可以停止治疗方案；复检结果好转，尚未治愈的，可以继续下一个疗程的治疗；复检结果没有变化或加重的，可以更改治疗方案。

四、随诊

随诊一般是指患上了某种疾病后或医生在对患者进行治疗后，需定期进行随访观察，以确定疾病是否有新进展或变化，以及评估患者的疾病状况和治疗效果，及时发现并处理可能存在的并发症和复发情况的过程。是对于病情较稳定或者病情较轻微的患者常采用的一种观察病情的方法。提示患者可以在随后的观察过程中，一旦发生病情变化随时就诊。随诊有助于提高医院的服务水平，而且也有助于对病情进行跟踪观察，有助于医生掌握患者具体的情况，及时调整治疗方案，以达到更好的治疗效果和预防疾病复发，从而有利于患者的身体健康。

若患上恶性疾病，通过定期随诊，也有助于医生动态掌握患者病情变化，避免病情出现恶化，并且也能够及时就诊或者及时跟医生沟通。且在随诊的过程中也要做好定期检查，比如做影像学检查或抽血化验，以确定病情是否发生变化并进行比较。

随诊还有利于提供健康教育和心理支持，以及建立良好的医患关系。随诊过程中，医生可以向患者提供健康教育和预防建议，帮助患者掌握自我管理和预防疾病的方法。通过随诊，医生可以与患者建立起长期的医患关系，增进患者对医生的信任，促进患者积极治疗。

如果体检报告上医生建议随诊，患者请提前咨询医生何时去医院随诊，随诊前注意事项以及是否去同一家医院进行随诊。

五、追踪

追踪是指医院对曾经到医院就诊的患者进行长期、系统、连续的监测和调查，以了解疾病发展、变化和趋势的过程和患者的病情变化，指导患者康复，以通信或其他方式进行观察。对体检结果进行追踪，可以帮助人们了解自己的身体健康状况，及时发现健康问题，采取相应的措施进行干预和治疗，从而保持身体健康和预防疾病的发生。

当检查的结果已有结论，为观察其变化或评估治疗效果，就必须追踪。通过对体检结果的追踪，可以了解自己的身体健康状况，如身体指标、生化指标、心理健康等，制订相应的健康计划，包括生活方式、饮食、运动等。

追踪通常是定期进行，要间隔多久需要看具体情况。追踪的次数还取决于患者的情况及体质，体质较差或病情较重的患者，约需1周的时间进行追踪，有助于了解患者的情况，帮助患者更好地恢复健康。如肠镜检查发现息肉并切除，就需要半年至1年复查一次，看切除息肉的肠道附近有没有重新长息肉，也观察原来正常的肠道黏膜上有没有新发的息肉。这种追踪是比较有必要的。追踪所用的检查方法可以和原来的方法相同，也可以采用不同的方法，或两者并用。

六、进一步检查

进一步检查是指在完成基础体检后，对某些检查结果存在尚不明确的异常情况，拟通过扩展检查项目、深化检查内容来进一步搜寻疾病的原因，确定疾病的类型和程度。有助于发现疾病、确定疾病类型和程度、提高诊断准确性、促进早期治疗和干预，从而保护身体健康，预防疾病的发生。

如尿常规检查发现血尿，由于血尿的病因多种多样，常见的就有肾炎、泌尿系统感染、结石、结核和肿瘤等，只有进一步查出引发血尿的具体原因，才能有效地对因治疗；糖尿病筛查中，基础体检中通常会进行血糖检查，往往需要进一步检查糖耐量试验、血清胰岛素等，帮助确定糖尿病的类型和程度，制订相应的治疗和干预计划。故而若在体检过程中发现问题又不能确诊，医生通常会建议进一步检查来明确诊断。

七、就医

当体检结果明确显示疾病需要治疗时，就必须及时就医，尽早采取干预措施。有些疾病的早期症状并不明显，但通过体检结果可以发现其潜在风险。如果接受医生建议及时就医，可以采取相应的预防措施，如接种疫苗、改变生活方式、定期检查等，从而预防疾病的发生。其中形势严峻者，更应该立即就医，使疾病得到及时治疗和干预，提高治疗效果和治愈率，防止疾病恶化，减轻疾病对身体的影响，拖延只会贻误诊疗的最佳时机。例如肝功能检查 ALT、AST 结果是正常值的十几倍，明显为急性肝炎，必须立即就医住院治疗。

八、医生总结

非医学专业人员查看体检报告时，建议先看医生结论与建议，这部分是医生以其专业知识，针对受检者的体检结果所做的总结性的解说与建议，是整份体检报告的精华所在。医生会通过分析体检报告，为受检者提供专业性的指导，为其制订详尽的饮食、运动、生活方式等方面的计划，尽量把危险因素扼杀在摇篮里，从而达到预防疾病的目的。看完体检结论和建议后，接着可以各项检查结果逐项阅读，重点关注异常结果。

患者可将每年的体检报告保留下来，不仅可以使医生看到体检指标有何改变，从而进行合理化分析；而且可以比较前后两次的变化和趋势，更有针对性地调整健康管理计划。

第三章 体检注意事项

第一节 体检前运动、饮食、用药及着装常识

（1）运动锻炼和激烈的体力活动可影响到许多项目的检测结果，如常用的丙氨酸氨基转移酶（ALT）、天门冬氨酸氨基转移酶（AST）、肌酸激酶（CK）在体力活动增加后就会升高，甚至在休息 1h 后仍可偏高 30%，而且在运动的时候会大量消耗体内的葡萄糖，对血糖有一定的影响，运动的时候对氧气的需求量也较多，会使交感神经兴奋，从而影响肾上腺素、血压等指标。运动的时候会产生较多的乳酸，如果乳酸不能及时分解，在体内堆积，也会影响检测指标和结果。在运动的时候会消耗较多的水分，运动后大量喝水也会对尿常规结果造成影响。因此，在体检前 1d，需要避免进行剧烈运动。

（2）体检前 3d 饮食应该清淡，不吃过多油腻、不易消化的食物，并避免饮酒，若体检前进食大量脂肪，可能会因脂肪在小肠被吸收，容易被误诊为高血脂。饮酒后，乙醇会被肝脏分解代谢，产生乙酸、乙醛等物质，从而妨碍肝细胞正常运转，加重肝细胞负担，可能会出现体检中转氨酶升高的情况。另外不建议进食鸭血、猪血、猪肝等食物，以免出现大便隐血试验阳性的情况结果。体检前 1d 22:00

后，应禁食、禁水，保证空腹 10 ～ 12h，体检当日也需禁食早餐，以免影响血脂、肝功能等生化检查结果，以及 B 超检查结果。

（3）若为高血压患者，在体检前需要正常服药，不要轻易停药。其他药物，如利尿剂干扰电解质的结果，抗肿瘤药引起血常规、肝功能改变，消炎镇痛药干扰淀粉酶、肾功能的检测，激素类药物影响血常规、肝功能、血糖等，在体检前应避免服用。

（4）应尽量穿着宽松衣物，女士避免穿连衣裙、连裤袜，请勿佩戴遮挡射线的首饰、纽扣、胸针等，若有磁共振检查避免携带手机、手环及金属磁卡。

第二节　各类标本的留取

（1）尿液标本：留取尿液时应采用医院提供的清洁容器，取中段尿液送检。并在留尿后 30min 内检查。留尿前不要大量饮水，以免稀释尿液，影响细胞数量。成年女性留取尿液时，应避开生理期。尿液分析标本量必须大于 5mL。

（2）粪便标本：粪便标本也应在 30min 内送检，不可混入尿液，收集粪便标本的容器应为洁净、无吸水、防渗漏、有盖的一次性器具。如大便有黏液或血液，应注意选取黏液及血液部分，以便提供准确的信息给医生。同时交代患者于留取标本前 3d 禁食肉、动物血和菠菜等食物，以防结果不准确。

（3）血液标本：抽取静脉血前，患者应禁食、禁水 12 ～ 14h，以避免进食对血脂浓度造成影响，特别是对甘油三酯的影响。大量饮水会稀释血液，影响血液中的细胞数量；饮用饮料或进食，还会改变血液中的血糖浓度。同时由于血沉及红细胞测定受女性月经期的影响，所以体检最好避开月经期。

第三节　体检中需要注意的流程

一、需要空腹检查的项目

（1）实验室检查，包括空腹血糖、血脂、血黏度检查，以及肝功能、肾功能检查必须空腹，进食会严重影响化验结果。早上体检是最好的，8:00 — 9:00 为最佳的体检时间。如果体检项目中有需采集血样化验的，最佳时间段为 7:30 — 9:00，最迟不宜超过 10:00。否则采集样血化验往往会受到人体生理与内分泌激素的影响。

（2）腹部彩超、立位腹平片、上腹部 CT 等检查，主要针对肝、胆、胰、脾以及结肠、空肠、回肠等器官，进食可导致图像显示不清晰。

（3）^{13}C 呼气试验检查前受检者须空腹 3h，用温开水口服一颗胶囊，静坐 30min 后向专用的呼气检测卡中吹气留取样本，再将呼气检测卡放入专用的检测仪器内。

二、需要憋尿的项目

一般泌尿生殖系统超声检查需要憋尿，比如输尿管、双肾、膀胱、前列腺、精囊腺等部位检查，以及女性子宫附件（经腹部超声）检查。

三、需要排空膀胱的项目

经阴道妇科超声检查、膀胱残余尿量测定时第二次超声检查。

妇女做妇科检查前 1d 请勿行房及使用阴道冲洗或塞剂，做妇科检查前需排空小便。女性经期不做尿检及妇科检查。

四、无痛胃镜检查前须知的注意事项

（1）检查前 1d 清淡饮食，晚餐为流质饮食，检查当日禁早餐，禁饮水。

（2）检查前要取下眼镜和假牙。松解领扣、裤带，取左侧卧位，术中用鼻子呼吸。

（3）检查后不能马上饮水、进食，2h 后可进流质饮食，如行活检，当天不能吃太热、太硬的食物。

（4）病理检查者，术后 3d 取结果，乙肝表面抗原阳性者不宜做此项检查。

五、无痛肠镜检查前须知的注意事项

（1）检查前 1d 中餐进流食，检查前 1d 晚餐和检查日早餐禁食。

（2）检查前 1d 20:00 口服复方聚乙二醇电解质散 1 袋加入 1 000mL 水中，0.5h 内喝完。

（3）检查当日 4:00 — 5:00 口服复方聚乙二醇电解质散 2 袋。方法：复方聚乙二醇电解质散 2 袋加入 2 000mL 温水，1h 内将水喝完。喝水后尽量活动，排便大约 10 次，至排出清水样液体才能检查。

（4）检查当日 6:00 以后勿饮水，如大便未变成清水样，报告医护人员，必要时灌肠。

（5）检查时带卫生纸 1 包，高龄及病重者无痛肠镜检查前须做心电图检查，检查当日须有家人陪伴。

第四章

一般体检项目及意义

第一节　身高、体重

标准体重是指一个人根据其身高、年龄、性别等因素而计算出的理想体重。标准体重只是一个参考值，实际体重还受到个人的体型、肌肉量、骨密度等因素的影响。因此，应该根据自己的具体情况来确定适合自己的体重范围

一、标准体重

男子标准体重见表 4–1。

表 4–1　男子标准体重

单位：kg

年龄（岁）	身高									
	152cm	156cm	160cm	164cm	168cm	172cm	176cm	180cm	184cm	188cm
19	50	52	52	54	56	58	61	64	67	70
21	51	53	54	55	57	60	62	65	69	72
23	52	53	55	56	58	60	63	66	70	73
25	52	54	55	57	59	61	63	67	71	74

续表

年龄（岁）	身高									
	152cm	156cm	160cm	164cm	168cm	172cm	176cm	180cm	184cm	188cm
27	52	54	55	57	59	61	64	67	71	74
29	53	55	56	57	59	61	64	67	71	74
31	53	55	56	58	60	62	65	68	72	75
33	54	56	57	58	60	63	65	68	72	75
35	54	56	57	59	61	63	66	69	73	76
37	55	56	58	59	61	63	66	69	73	76
39	55	57	58	60	61	64	66	70	74	77
41	55	57	58	60	62	64	67	70	74	77
43	56	57	58	60	62	64	67	70	74	77
45	56	57	59	60	62	64	67	70	74	77
47	56	58	59	61	63	65	67	71	75	78
49	56	58	59	61	63	65	68	71	75	78
51	57	58	59	61	63	65	68	71	75	78
53	57	58	59	61	63	65	68	71	75	78
55	56	58	59	61	63	65	68	71	75	78
57	56	57	59	60	62	65	67	70	74	77
59	56	57	58	60	62	64	67	70	74	77
61	56	57	59	60	62	64	67	70	74	77
63	55	57	58	60	62	64	67	70	74	77
65	56	57	58	60	62	64	67	70	74	77
67	56	57	58	60	62	64	67	70	74	77
69	56	57	58	60	62	64	67	70	74	77

女子标准体重见表 4-2。

表 4-2 女子标准体重

单位：kg

年龄（岁）	身高									
	152cm	156cm	160cm	162cm	164cm	166cm	168cm	170cm	172cm	176cm
19	46	47	49	50	51	52	54	56	57	60
21	46	47	49	50	51	52	54	56	57	60
23	46	47	49	50	51	52	54	56	57	60
25	46	48	49	50	51	53	55	56	57	61
27	47	48	50	51	52	53	55	56	58	61
29	47	49	51	52	53	54	56	58	59	62
31	48	49	51	52	53	54	56	58	59	62
33	48	50	51	52	53	55	57	58	59	63
35	49	50	52	52	53	55	57	59	60	63
37	49	51	53	53	54	56	59	60	61	64
39	50	52	53	53	55	57	59	60	61	65
41	51	52	54	54	55	57	59	61	62	65
43	51	53	55	55	56	58	60	62	63	66
45	52	53	55	55	57	58	60	62	63	66
47	52	53	57	57	57	58	60	62	63	67
49	52	53	56	56	57	59	60	62	63	67
51	52	54	56	56	57	59	61	62	63	67
53	53	54	56	56	58	59	61	62	64	67
55	53	54	56	57	58	60	61	63	64	67
57	53	55	56	57	58	60	61	63	64	68
59	53	55	56	57	58	60	61	63	64	68

续表

年龄（岁）	身高									
	152cm	156cm	160cm	162cm	164cm	166cm	168cm	170cm	172cm	176cm
61	53	54	56	56	57	59	61	63	64	67
63	52	54	55	56	57	59	61	62	63	67
65	52	54	55	56	57	59	61	62	63	66
67	52	54	55	56	57	59	61	62	63	66
69	52	54	55	56	57	59	61	62	63	66

二、体重指数

身体质量指数 = 体重（kg）:【身高（m）】^{2}。

身体质量指数（body mass index，BMI）是一种用于衡量人体肥胖程度的指标，是以体重（kg）为主要评价因素的体重与身高的比值。根据世界卫生组织的标准，BMI 的范围可以分为以下几类。

体重过轻：$BMI < 18.5$。

正常体重：$18.5 \leqslant BMI < 24$。

超重：$24 \leqslant BMI < 28$。

轻度肥胖：$28 \leqslant BMI < 30$。

中度肥胖：$30 \leqslant BMI < 35$。

重度肥胖：$35 \leqslant BMI < 40$。

极度肥胖：$BMI \geqslant 40$。

BMI 并不是完美衡量肥胖程度的指标，因为它无法区分体重中的肌肉和脂肪，不能反映脂肪在身体的位置和分布等因素。但是，它仍然是一种简单、方便、经济的方法，可用于初步识别肥胖问题。

第二节　腰　围

腰是人体腹部最窄的部位，腰围是腰部最大的周长。腰围通常被用来作为身体健康和肥胖程度的一个指标，腰围可反映腹内脂肪沉积程度。对于成年人，男性腰围超过 90cm、女性腰围超过 80cm 就可能存在肥胖、代谢综合征等健康问题的风险。因此，保持适当的腰围对于身体健康非常重要。

第三节　腰臀围比值

腰臀围比值（waist-to-hip ratio，WHR）是指腰围和臀围的比值，通常用来评估一个人的身体形态和健康状况。

计算方法：将腰围值除以臀围值，得到的比值即为腰臀围比值。

男性：健康腰臀围比值应在 0.9 以下，大于 1.0 的为高危。

女性：健康腰臀围比值应在 0.8 以下，大于 0.85 的为高危。

高腰臀比值与心血管疾病、糖尿病等疾病的风险增加有关。因此，通过控制饮食、适度运动等方法来减少腰围、臀围，保持健康的腰臀比值，对健康十分重要。

第四节　体　温

体温是指人体基础代谢状态下的正常体温，一般指在安静状态下测量的口腔、肛门、腋下等部位的体温值。在不同的时间段和不同的情况下，人体的体温会有所变化，如在早晨体温较低，在晚间体温较高，在运动、进食、情绪激动等情况下也会有所变化。因此，在测量体温时需要注意测量的时间和情况，并选择合适的测量部位和方法。

一、测量体温的方法

口腔测量法：将体温计的测温端放入口中，闭上嘴唇，用舌尖将体温计紧贴口腔内侧，保持 3 ～ 5min，即可读数。

腋下测量法：将体温计的测温端放入腋下，让患者将手臂放下，保持 5 ～ 10min，即可读数。

直肠测量法：将体温计的测温端涂上润滑剂，插入肛门 2 ～ 3cm，保持 3 ～ 5min，即可读数。这种方法比较适用于婴幼儿和昏迷的患者。

耳温枪测量法：使用红外线耳温计，将测温端插入耳道，按下按钮，即可读数。这种方法比较快速和方便，但需要注意测量的耳朵清洁和正确方法。

需要注意的是，不同的测量方法可能会有不同的体温范围和误差。在测量体温时，应选择合适的方法和工具，并按照正确操作方法进行测量，以保证准确性。

二、正常体温

口腔温度为 36.3 ～ 37.2℃，直肠温度为 36.5 ～ 37.7℃，腋下温度为 36.0 ～ 37.0℃，耳内温度为 36.5 ～ 37.5℃。

第五节 脉 搏

正常脉搏是指心脏跳动时产生的搏动传到动脉血管中产生的搏动，通常用每分钟脉搏数来表示。正常脉搏数的范围因人的年龄、性别、身体状态等因素而异。一般来说，成人的正常静息脉搏范围为 60 ～ 100 次 /min，儿童和青少年的正常脉搏数可达 120 次 /min 左右。老年人的脉搏一般较慢，但也应该在正常范围内。需要注意的是，在某些情况下，如运动、精神紧张、感染等情况下，脉搏数会有所增加，因此，在测量脉搏时也需要考虑个人状态。

一、测量脉搏的方法

1. 测量部位

常用的是桡动脉，其次有颞浅动脉、颈动脉、脑动脉、足背动脉、胫后动脉等。

2. 测量方法

触诊法，以桡动脉为例。测量前 30min 无过度活动、无紧张、恐惧等。正常脉搏计数半分钟，并将所测得数值乘以 2，即为脉率。如脉搏异常或危重患者应测量 1min，脉搏细弱而触不清时，应用听诊器听心率 1min 代替触诊。脉搏短绌的测量：发现脉搏短绌的患者，应由两名护士同时测量。

二、正常脉搏的观察

1. 脉率

在安静状态下，正常成人的脉率为 60 ～ 100 次 /min。在正常情况下，脉率与心率是一致的，如脉率微弱难以测得，应测心率。

2. 脉律

正常脉搏的节律均匀、规则，间隔时间相等，在一定程度上反映了心脏的功能。

3. 脉搏的强弱

正常情况下脉搏强弱一致。脉搏的强弱取决于心排血量、动脉的充盈程度、动脉管壁的弹性和脉压大小。

4. 动脉管壁的弹性

正常的动脉管壁光滑、柔软，有一定的弹性。

5. 生理性变化脉搏

可随年龄性别、情绪、运动等因素而变动。一般同龄女性脉搏比男性稍快。

第六节 呼 吸

正常呼吸的特征是节律规律、深浅适中、无困难和无杂音。在安静状态下，正常成人的呼吸频率为 16 ～ 20 次 / min。有如下几种方式。

一、自主呼吸

由呼吸中枢自主调节的呼吸，通常不需要人为干预即可维持正常呼吸。

二、腹式呼吸

通过膈肌的收缩和舒张，使腹部隆起和塌陷的呼吸方式。这种呼吸方式可使肺部充分扩张，增加气体交换。

三、胸式呼吸

主要由胸部肌肉的收缩和舒张来控制，使胸部隆起和塌陷的呼吸方式，通常在剧烈运动和紧张时出现。

生理性变化一般年龄越小，呼吸频率越快，老年人稍慢；同年的女性较男性呼吸频率稍快；劳动或情绪激动时呼吸增快；休息和睡眠时呼吸频率减慢。另外，呼吸的频率和深浅度还可受意识控制。

第七节　血　　压

正常血压的标准是指收缩压和舒张压在一定范围内的血压值。血压值会受到多种因素的影响，如情绪、运动、饮食等，因此，在测量血压时也要注意环境和个人状态的影响。

一、血压正常值

血压一般以桡动脉血压为标准。在安静状态下，正常成人收缩压为 90 ～ 139mmHg，舒张压为 60 ～ 89mmHg，脉压为 30 ～ 40mmHg。

血压的变化受到以下各种因素的影响。

（1）年龄：动脉血压随年龄的增长而逐渐增高，新生儿血压最低，儿童血压比成人低。

（2）性别：同龄女性血压比男性低，但更年期后，女性血压逐渐增高，与男性差别较小。

（3）昼夜和睡眠：2:00 — 3:00 血压最低，6:00 — 10:00 及 16:00 — 20:00 各有一个高峰，20:00 后血压呈缓慢下降趋势。

（4）环境：在寒冷刺激下，血压可略升高；在高温环境中，血压可略下降。

（5）部位：一般右上肢血压高于左上肢，下肢血压比上肢高。

（6）其他：紧张、恐惧、兴奋及疼痛等精神状态的改变，均可致血压升高。此外，吸烟、饮酒、盐摄入过多及药物等也会影响血压值。

二、异常血压

（1）高血压：成人收缩压 > 140mmHg 和 / 或舒张压 >90mmHg，称为高血压。

（2）低血压：成人血压低于 90/60mmHg 称为低血压。常见于大量失血、休克、急性心力衰竭患者。

（3）脉压的变化：脉压增大见于主动脉瓣关闭不全、主动脉硬化等患者；脉压减小见于心包积液、缩窄性心包炎、主动脉瓣狭窄等患者。

第五章 化验检查

第一节 血 常 规

血常规是一项常用的临床检查项目，通过对血液中各种成分的数值和形态特征的测定，以及对血液的生理功能进行评估，来了解患者的身体状况和疾病情况。血常规包括白细胞计数、红细胞计数、血小板计数、血红蛋白、血细胞比容等指标。通过血常规检查，可以发现很多疾病的早期病理变化，对疾病的早期诊断和治疗起到重要的作用。

一、白细胞计数

白细胞计数是血常规检查中的一个指标，指的是在一定量的血液中白细胞的数量。白细胞是一种免疫细胞，主要作用是抵御病原体和外来物质的侵袭，保护人体健康。白细胞计数的正常值范围因年龄、性别、种族和生长发育等因素而有所不同，一般成年人的正常值为（4 ～ 10）$\times 10^9$/L。白细胞计数异常高或异常低都可能反映出人体的健康问题，如感染、炎症、过敏、贫血、骨髓疾病等。因此，白细胞计数是判断人体免疫系统功能的一个重要指标。

（一）参考值

成人：（4～10）×10^9/L。儿童：（5～12）×10^9/L。新生儿：（15～20）×10^9/L。

（二）临床意义

1. 白细胞增多

1）生理性白细胞增多

白细胞生理性增多是指在一些特殊情况下，人体内白细胞数量增多，但并不代表患有疾病。这种现象也称为生理性白细胞增多，其常见原因如下。

（1）运动：运动时，人体需要大量能量，同时也需要更多的氧气，此时白细胞会增多，以更好地为身体提供免疫保护。

（2）饮食：食物摄入时，白细胞会增多，以帮助身体消化和吸收营养物质。

（3）妊娠：孕妇体内的雌激素水平升高，会导致白细胞数量增多。

（4）精神紧张、焦虑和情绪波动：这些情况下，人体的应激反应会导致白细胞数量增多。

（5）月经周期：女性在月经期间，白细胞数量会增多。

（6）睡眠：睡眠时，人体会释放出多种生长激素和细胞因子，这些物质可以促进白细胞的生成，从而导致白细胞数量增多。

需要注意的是，白细胞生理性增多并不等同于疾病，一般情况下不需要进行特别的处理。但如果白细胞计数异常增多并持续存在，或伴随其他异常症状出现，则需要进一步检查和诊治。

2）病理性白细胞增多

白细胞病理性增多是指白细胞数量超过正常范围，是一种常见的临床现象，通常伴随着疾病的发生。常见的白细胞病理性增多的疾病如下。

（1）感染性疾病：细菌、真菌等感染，会导致机体的免疫系统反应，使白细胞数量增多。

（2）炎症性疾病：如风湿性疾病、炎症性肠病等，炎症反应会导致白细胞数量增多。

（3）过敏反应：如过敏性哮喘、荨麻疹等，过敏反应会兴奋免疫系统，白细胞数量也会增多。

（4）肿瘤：血液系统恶性肿瘤，如白血病、淋巴瘤等，会导致白细胞数量异常增多。

（5）药物反应：某些药物，如激素类药物、抗生素、止痛药等，也会导致白细胞数量异常增多。

（6）其他：急性出血、严重创伤、放射线暴露、骨髓增生异常综合征等，也会导致白细胞数量异常增多。

白细胞病理性增多需要根据具体病情进行治疗，控制原发病的发展，同时针对白细胞升高的病因进行治疗。治疗措施包括药物治疗、手术治疗、放疗等。

2. 白细胞减少

1）生理性白细胞减少

生理性白细胞减少可能由以下原因引起。

（1）运动：运动会导致白细胞数量减少，但这种现象通常是暂时的，运动过后白细胞数量会恢复正常。

（2）妊娠：妊娠期间白细胞数量会下降，这是正常的生理现象。

（3）心理因素：压力、焦虑、悲伤等情绪状态会影响免疫系统，导致白细胞数量减少。

（4）饮食不良：营养不良、饮食不均衡等因素会影响免疫系统，导致白细胞数量减少。

（5）药物：某些药物如激素、抗癌药等会影响免疫系统，导致白细胞数量减少。

总之，白细胞生理性减少并不一定表示有疾病，有可能是正常的生理现象。但如果白细胞数量持续下降，应及时就医进行检查。

2）病理性白细胞减少

（1）主要见于流行性感冒、再生障碍性贫血、白血病等。

（2）药物副反应：主要见于磺胺药、解热镇痛药、部分抗生素、抗甲状腺制剂、抗肿瘤药等。

（3）特殊感染：如革兰氏阴性菌感染（伤寒、副伤寒）、结核分枝杆菌感染、病毒感染（风疹、肝炎）、寄生虫感染（疟疾）等。

（4）其他放射线、化学品（苯及其衍生物）等的影响。

影响白细胞计数的因素较多，必要时应结合白细胞分类计数和白细胞形态等指标综合判断。

二、白细胞分类计数

通过血液检查，可以对下述各种白细胞进行分类计数，以评估机体免疫状态和疾病风险。

中性粒细胞：中性粒细胞是最常见的白细胞，中性粒细胞主要负责吞噬和消化细菌、病毒等病原体。

嗜酸性粒细胞：其主要功能是在过敏反应、感染和炎症中清除异物和细胞垃圾。

嗜碱性粒细胞：主要负责吞噬和消化寄生虫等寄生生物。

淋巴细胞：淋巴细胞可分为B淋巴细胞和T淋巴细胞，其中B淋巴细胞主要负责产生抗体，T淋巴细胞主要负责杀伤被感染细胞和肿瘤细胞。

单核细胞：单核细胞主要负责吞噬和消化细菌、病毒等病原体。

（一）参考值

（1）中性粒细胞绝对值（2.0 ～ 7.0）$\times 10^9$/L，百分数 50% ～ 70%。

（2）嗜酸性粒细胞绝对值（0.02～0.5）$\times 10^9$/L，百分数 0.5%～5%。

（3）嗜碱性粒细胞绝对值 $< 0.1 \times 10^9$/L，百分数 0 ～ 1%。

（4）淋巴细胞绝对值（0.8 ～ 4.0）$\times 10^9$/L，百分数 20% ～ 40%。

（5）单核细胞绝对值（0.12 ～ 0.8）$\times 10^9$/L，百分数 3% ～ 8%。

（二）中性粒细胞

1）中性粒细胞增多

（1）急性感染或化脓性感染：包括局部感染（脓肿、疖肿、扁桃体炎、阑尾炎、中耳炎等）；全身感染（肺炎、丹毒、败血症、猩红热、白喉、急性风湿热）。轻度感染白细胞和中性粒细胞百分率可增多；中度感染计数可 $>10.0 \times 10^9$/L；重度感染计数可 $>20.0 \times 10^9$/L，并伴明显的核左移。

（2）中毒：尿毒症、糖尿病酮症酸中毒、代谢性中毒、早期汞中毒、铅中毒，或催眠药、有机磷中毒。

（3）出血和其他疾病急性出血、急性溶血、手术后、恶性肿瘤、粒细胞白血病、严重组织损伤、心肌梗死和血管栓塞等。

2）中性粒细胞减少

（1）疾病：伤寒、副伤寒、疟疾、布鲁氏菌病、某些病毒感染（如乙肝、麻疹、流感）、血液病、过敏性休克、再生障碍性贫血、高度恶病质、粒细胞减少症或缺乏症、脾功能亢进、自身免疫性疾病等。

（2）中毒、损伤：重金属或有机物中毒、放射线损伤等。

（3）用药：抗肿瘤药、苯二氮卓类镇静药、磺酰脲类胰岛素促泌剂、抗癫痫药、抗真菌药、抗病毒药、抗精神病药、部分非甾体抗炎药等。

（三）嗜酸性粒细胞

1）嗜酸性粒细胞增多

（1）过敏反应：如过敏性哮喘、花粉症等，嗜酸性粒细胞会增多并释放组胺等物质，导致炎症反应。

（2）寄生虫感染：某些寄生虫感染（如蛔虫感染）会引起嗜酸性粒细胞增多，以协助清除寄生虫。

（3）药物反应：某些药物（如青霉素、头孢菌素等）可引起过敏反应，导致嗜酸性粒细胞增多。

（4）恶性肿瘤：某些恶性肿瘤（如霍奇金淋巴瘤、慢性骨髓增生性疾病等）可导致嗜酸性粒细胞增多。

需要结合具体情况和其他检查结果综合分析，以确定嗜酸性粒细胞增多的原因和对应的治疗措施。

2）嗜酸性粒细胞减少

（1）免疫抑制治疗：某些免疫抑制剂（如糖皮质激素）可抑制嗜酸性粒细胞的产生和增殖。

（2）白血病：某些白血病（如急性髓性白血病）可导致嗜酸性粒细胞减少。

（3）感染：某些病毒感染（如 HIV 感染）可导致嗜酸性粒细胞减少。

（4）其他疾病：某些疾病（如甲状腺功能亢进、系统性红斑狼疮等）可导致嗜酸性粒细胞减少。

需要结合具体情况和其他检查结果综合分析，以确定嗜酸性粒细胞减少的原因和对应的治疗措施。

（四）嗜碱性粒细胞

1）嗜碱性粒细胞增多

（1）过敏性疾病，如哮喘、过敏性鼻炎等。

（2）感染性疾病，如寄生虫感染、真菌感染等。

（3）某些药物的副作用，如雌激素、全反式维A酸等产生副作用。

（4）某些恶性肿瘤，如慢性骨髓性白血病、霍奇金淋巴瘤等。

如果嗜碱性粒细胞增多超过正常范围，需要进行进一步的检查和诊断，以确定病因并采取相应的治疗措施。

2）嗜碱性粒细胞减少

（1）药物反应：某些药物，如抗生素、抗癫痫药物、抗肿瘤药物等，可能导致嗜碱性粒细胞减少。

（2）特发性嗜碱性粒细胞减少症：这是一种原因未知的疾病，其特点是嗜碱性粒细胞数量明显减少。

（3）感染：某些病毒感染和寄生虫感染也可能导致嗜碱性粒细胞减少。

（4）其他疾病：如系统性红斑狼疮、类风湿关节炎、肝病等，也可能导致嗜碱性粒细胞减少。

治疗嗜碱性粒细胞减少的方法需要根据具体病因进行选择。如果是药物引起的，应该停用相应的药物；如果是感染引起的，则需要针对感染进行治疗。对于特发性嗜碱性粒细胞减少症，可能需要使用免疫抑制剂或激素治疗。

（五）淋巴细胞

1）淋巴细胞增多

（1）感染：细菌、病毒、真菌、寄生虫等感染都可能导致淋巴细胞增多。

（2）免疫系统疾病：如自身免疫性疾病、过敏性疾病等，也可能导致淋巴细胞增多。

（3）恶性肿瘤：如淋巴瘤、白血病等，也可能导致淋巴细胞增多。

（4）药物反应：某些药物，如抗生素、抗病毒药物、抗癌药物等，也可能导致淋巴细胞增多。

治疗淋巴细胞增多的方法需要根据具体病因进行选择。如果是感染引起的，应该针对感染进行治疗；如果是免疫系统疾病引起的，则需要使用免疫抑制剂或激素治疗。对于恶性肿瘤引起的淋巴细胞增多，可能需要进行化疗、放疗或手术治疗。对于药物反应引起的淋巴细胞增多，应该停用相应的药物。

2）淋巴细胞减少

（1）免疫系统疾病：如艾滋病、系统性红斑狼疮、类风湿关节炎等，也可能导致淋巴细胞减少。

（2）恶性肿瘤：如淋巴瘤、白血病等，也可能导致淋巴细胞减少。

（3）感染：某些病毒感染和寄生虫感染也可能导致淋巴细胞减少。

（4）其他疾病：如肝病、肾病等，也可能导致淋巴细胞减少。治疗淋巴细胞减少的方法需要根据具体病因进行选择。

如果是免疫系统疾病引起的，可能需要使用免疫抑制剂或激素治疗；如果是恶性肿瘤引起的，可能需要进行化疗、放疗或手术治疗。对于感染引起的淋巴细胞减少，应该针对感染进行治疗。对于其他疾病引起的淋巴细胞减少，则需要治疗原发病。在治疗过程中，还需要注意营养和免疫支持治疗，以提高免疫力和促进恢复。

（六）单核细胞

1）单核细胞增多

（1）感染：某些病毒和细菌感染可以导致单核细胞数量增多，尤其是细菌性感染、结核病和真菌感染。

（2）炎症：某些炎症反应，如类风湿关节炎、炎症性肠病等，也可能导致单核细胞数量增多。

（3）肿瘤：某些肿瘤，如白血病、淋巴瘤等，也可能导致单核细胞数量增多。

（4）自身免疫疾病：某些自身免疫疾病，如系统性红斑狼疮、硬皮病等，也可能导致单核细胞数量增多。

（5）药物：某些药物，如激素、抗生素等，也可能导致单核细胞数量增多。

单核细胞增多可能是机体对病原体、炎症和肿瘤等的正常免疫反应，但也可能是某些疾病的表现。如果出现单核细胞增多的症状，应及时就医，进行相关检查和治疗。

2）单核细胞减少

（1）感染：某些病毒和细菌感染可以导致单核细胞数量减少，尤其是病毒性感染、结核病和真菌感染。

（2）免疫系统疾病：某些免疫系统疾病，如系统性红斑狼疮、类风湿关节炎、肝炎等，也可能导致单核细胞减少。

（3）药物：某些药物，如化疗药物、激素、抗生素等，也可能导致单核细胞数量减少。

（4）骨髓疾病：骨髓疾病，如再生障碍性贫血、骨髓增生异常综合征等，也可能导致单核细胞数量减少。

单核细胞减少可能会导致机体免疫反应的下降，从而增加感染的风险。如果出现单核细胞减少的症状，应及时就医，进行相关检查和治疗。

三、红细胞计数

红细胞计数是指在一定体积的全血中红细胞的数量。红细胞是血液中最多的细胞类型，它们携带着氧气和二氧化碳，将氧气从肺部输送到身体各个组织和器官，将二氧化碳从身体各个组织和器官运回到肺部排出。红细胞计数可以反映人体体内氧气供应的情况，因此常用于评估贫血的程度。贫血是指血液中红细胞数量或血红蛋白含量降低，导致身体组织和器官缺氧所引起的一系列症状和体征。红细胞计数可以通过血液检查进行测量，通常作为一个完整的血液计数的一部分进行测定。

（一）参考值

男性：（4.0 ～ 5.5）$\times 10^{12}$/L。女性：（3.5 ～ 5.0）$\times 10^{12}$/L。新生儿：（6.0 ～ 7.0）$\times 10^{12}$/L。

（二）临床意义

1. 红细胞增多

1）红细胞相对性增多

红细胞相对性增多是指在一定量的血液中，红细胞所占的比例增加了。这通常是由于血液中其他成分的减少，例如血浆、白细胞和血小板的数量减少。

红细胞相对性增多可能是多种原因引起的。

（1）脱水：当身体缺水时，血液浓度增加，红细胞占比相对增多。

（2）高原反应：当人们暴露在高海拔环境中时，身体会适应性地产生更多的红细胞来提高氧气输送能力。

（3）红细胞增多症：这是一种罕见的遗传性疾病，患者的身体会产生过多的红细胞。

（4）肺部疾病：肺部疾病可以导致身体无法有效地吸入足够的氧气，因此身体会产生更多的红细胞来提高氧气输送能力。

红细胞相对性增多通常可以通过检查血液中的红细胞比例来诊

断。治疗取决于原因，如果是脱水引起的，应该增加饮水量；如果是其他原因引起的，应该寻求医疗帮助。

2）红细胞绝对性增多

红细胞绝对性增多是指在一定量的血液中，红细胞的数量增加了。这种情况通常是骨髓中红细胞的生产增加，或者是其他原因导致了红细胞数量过多。

红细胞绝对性增多可能是多种原因引起的。

（1）高原反应：身体处于高海拔环境中时，身体会适应性地产生更多的红细胞来提高氧气输送能力。

（2）肺部疾病：肺部疾病可以导致身体无法有效地吸入足够的氧气，因此身体会产生更多的红细胞来提高氧气输送能力。

（3）红细胞增多症：这是一种罕见的遗传性疾病，患者的身体会产生过多的红细胞。

（4）肾脏疾病：肾脏疾病可能导致身体无法正常排泄多余的红细胞。

红细胞绝对性增多可以通过检查血液中的红细胞数量来诊断。治疗取决于原因，如果是高原反应引起的，通常不需要治疗，身体会在适应高海拔环境后自行恢复；如果是其他原因引起的，应该寻求医疗帮助。

2. 红细胞减少

1）红细胞相对性减少

红细胞相对性减少是指在一定量的血液中，红细胞所占的比例减少了。这通常是由于血液中其他成分的增加，例如血浆、白细胞和血小板的数量增加，或者是红细胞数量的减少。

红细胞相对性减少可能是多种原因引起的。

（1）贫血：贫血是指血液中红细胞数量过少，导致氧气不能有效地输送到身体各个部位。贫血可能是营养不良、缺铁、缺乏维生素 B_{12} 和叶酸等引起。

（2）失血：失血可能是外伤、手术、胃肠道出血等原因引起，导致血液中红细胞数量减少。

（3）溶血：溶血是指红细胞在体内被过度破坏，例如自身免疫性溶血性贫血、遗传性溶血性贫血等疾病。

（4）骨髓疾病：骨髓疾病可能导致身体无法产生足够数量的红细胞，例如骨髓增生异常综合征、白血病等。

通常可以通过检查血液中的红细胞比例和数量来诊断。治疗取决于原因，如果是由于贫血引起的，应该补充足够的营养物质；如果是因为其他原因引起的，应该寻求医疗帮助。

2）红细胞绝对性减少

红细胞绝对性减少是指在一定量的血液中，红细胞的数量减少了。这种情况通常是由于骨髓中红细胞的生产减少，或者是其他原因导致红细胞数量过少。

红细胞绝对性减少可能是多种原因引起的。

（1）贫血：贫血是指血液中红细胞数量过少，导致氧气不能有效地输送到身体各个部位。贫血可能是营养不良、缺铁、缺乏维生素 B_{12} 和叶酸等引起。

（2）骨髓疾病：骨髓疾病可能导致身体无法产生足够数量的红细胞，例如骨髓增生异常综合征、白血病等。

（3）溶血：溶血是指红细胞在体内被过度破坏，例如自身免疫性溶血性贫血、遗传性溶血性贫血等疾病。

（4）失血：失血可能是外伤、手术、胃肠道出血等引起，导致血液中红细胞数量减少。

红细胞绝对性减少可以通过检查血液中的红细胞数量来诊断。

治疗取决于原因，如果是贫血引起的，应该补充足够的营养物质；如果是因为其他原因引起的，应该寻求医疗帮助。治疗可能包括输血、血液透析、骨髓移植等。

四、血红蛋白

血红蛋白是一种存在于红细胞内的复合蛋白质，是红细胞中最重要的成分之一。它由 4 个蛋白质分子和 4 个铁原子组成，可以结合氧气和二氧化碳进行运输和交换。

血红蛋白的主要功能是将氧气从肺部运输到身体各个组织和器官中，同时将二氧化碳从身体各个组织和器官中运输回肺部排出体外。血红蛋白的含量和质量直接影响着红细胞的氧气运输能力和身体的氧合程度。

血红蛋白的含量和质量可以通过血液检查来测量。血红蛋白含量低于正常范围可能是贫血、失血、营养不良等引起，而高于正常范围可能是高原反应、肺部疾病等引起。

（一）参考值

男性：120 ～ 160g/L。女性：110 ～ 150g/L。新生儿：180 ～ 190g/L。

（二）临床意义

血红蛋白的含量和质量可以提供很多有用的临床信息，是评估患者身体状态和诊断疾病的重要指标之一。以下是血红蛋白的临床意义。

（1）诊断贫血：血红蛋白是评估贫血的重要指标之一。低于正常范围的血红蛋白含量通常与贫血有关。

（2）监测贫血治疗效果：血红蛋白含量的变化可以反映贫血治疗的效果。治疗有效后，血红蛋白含量通常会逐渐恢复到正常范围内。

（3）评估体液情况：血红蛋白含量的变化可以反映体液的情况。

例如，血液浓缩时血红蛋白含量会升高。

（4）评估肾功能：血红蛋白含量的变化可以反映肾功能。肾脏对血红蛋白的分解和排泄非常重要，血红蛋白含量升高可能与肾功能损伤有关。

（5）评估肺功能：血红蛋白含量的变化可以反映肺功能。肺部疾病可能影响氧气的传递和血红蛋白的运输，因此血红蛋白含量升高或降低可能与肺部疾病有关。

总之，血红蛋白含量和质量在临床中有着广泛的应用，可以提供很多有用的信息，帮助医生评估患者的身体状态和诊断疾病。

（三）血红蛋白增多

血红蛋白增多指的是血液中的红细胞数量过多，导致血红蛋白水平升高。这种情况也被称为红细胞增多症或多红细胞症。常见的原因如下。

（1）缺氧：缺氧是红细胞增多的主要原因之一。当身体缺氧时，肾脏会释放一种叫作促红细胞生成素的激素，促使骨髓产生更多的红细胞来增加氧的运输。

（2）肾脏疾病：肾脏疾病会影响肾脏释放的激素水平，导致红细胞增多。

（3）骨髓疾病：某些骨髓疾病，如多发性骨髓瘤和红细胞增多症，会导致红细胞增多。

（4）某些药物：某些药物，如长期使用利尿剂和类固醇激素，也会导致血红蛋白增多。

血红蛋白增多可能会导致血液变得黏稠，增加心血管疾病和脑卒中的风险。因此，对于血红蛋白增多的患者，医生可能会建议采取措施降低血液黏稠度，如喝更多的水、减少饮酒和吸烟等。在一些情况下，医生还可能会建议进行血液减少治疗。

（四）血红蛋白减少

血红蛋白减少指的是血液中的血红蛋白水平低于正常值，这通常是红细胞数量减少或血红蛋白含量减少所导致的。血红蛋白减少的原因有很多，包括但不限于以下几种情况。

（1）缺铁性贫血：缺铁性贫血是最常见的血红蛋白减少疾病，通常是缺乏铁元素导致的。

（2）贫血：贫血是指血液中的红细胞数量过少或血红蛋白含量不足，造成氧气输送不足的情况。

（3）溶血性贫血：溶血性贫血是指红细胞在体内被过度破坏，导致红细胞数量减少的一种贫血形式。

（4）骨髓疾病：某些骨髓疾病可以影响红细胞的产生，导致血红蛋白水平降低。

（5）某些药物：如化疗药物和某些抗生素，可以破坏红细胞并导致血红蛋白减少。

（6）慢性肾脏疾病：慢性肾脏疾病可以影响肾脏产生一种叫作促红细胞生成素的激素，从而导致红细胞数量减少。

血红蛋白减少的症状包括疲劳、乏力、气短、心悸等。治疗方法取决于患者的病情和原因，一些治疗方法包括口服铁剂、输血、骨髓移植等。

五、血小板计数

血小板计数是指在一定体积的全血中血小板的数量。血小板是一种无核的质量较小的细胞片段，主要功能是参与血液凝固过程，帮助止血和修复破损的血管内壁。因此，当血小板计数过低时，会导致出血倾向和易受伤害。而当血小板计数过高时，会增加血栓形成的风险。

如果血小板计数异常，医生可能会进一步进行检查，以确定原因和治疗方案。对于血小板计数过低的患者，医生可能会建议口服铁剂、输血、药物治疗等方式增加血小板计数。对于血小板计数过高的患者，医生可能会建议减少饮酒、戒烟、服用药物等来降低血小板计数。血小板在 1d 内的不同时间可相差 6% ～ 10%。

（一）参考值

（100 ～ 300）×10^9/L。

（二）临床意义

1. 血小板减少

血小板减少指的是血液中的血小板数量低于正常值，这通常被称为血小板减少症或血小板减少综合征。血小板减少可能会导致出血倾向或易受伤害。血小板减少的原因包括但不限于以下几种情况。

（1）特发性血小板减少性紫癜（ITP）：ITP 是一种自身免疫性疾病，患者的免疫系统攻击自己的血小板，导致血小板数量减少。

（2）药物反应：某些药物，如抗生素、抗癌药物、抗凝血药等，可能会导致血小板减少。

（3）感染：某些病毒、细菌等感染会影响骨髓造血功能，导致血小板减少。

（4）骨髓疾病：某些骨髓疾病，如白血病、淋巴瘤、骨髓增生异常综合征等，会影响血小板的生成和释放。

（5）营养不良：缺乏维生素 B_{12} 和叶酸等营养素可能会影响血小板生成。

治疗血小板减少的方法取决于病因和病情的严重程度。对于轻度的血小板减少，可能不需要治疗，只需避免受伤和过度锻炼。对于严重的血小板减少，可能需要药物治疗、输血或手术等治疗方法。

2. 血小板增多

血小板增多也叫作血小板升高，是指血液中的血小板数量高于正常范围。当血小板增多时，会增加血栓形成的风险，导致血栓性疾病的发生，如心肌梗死、脑卒中等。血小板增多的原因包括但不限于以下几种情况。

（1）造血系统疾病：多发性骨髓瘤、原发性血小板增多症等。

（2）感染：某些病毒、细菌等感染会刺激骨髓产生更多的血小板。

（3）肝脾疾病：肝硬化、门静脉高压等肝脾疾病可能会导致脾脏过度活跃，产生更多的血小板。

（4）药物反应：某些药物，如雌激素、利尿剂等，可能会导致血小板增多。

治疗血小板增多的方法取决于病因和病情的严重程度。对于轻度的血小板增多，可能不需要特别的治疗，只需注意健康生活方式和避免引起血小板升高的因素。对于严重的血小板增多，可能需要药物治疗，如阿司匹林、华法林等抗血小板药物，或利用放血等方法来减少血小板数量。在治疗血小板增多时，应该遵循医生的建议和注意药物治疗的副作用。

第二节 尿 常 规

尿常规是一种常规的临床检验方法，通过检测尿液中的多项指标来评估肾脏和泌尿系统的功能。

一、常见的尿常规检查项目

（1）尿液外观：观察尿液的颜色、混浊度、气味等。

（2）尿比重：通过测量尿液的比重来评估肾脏的浓缩功能。

（3）pH：评估尿液的酸碱度，正常值为4.5～8.0。

（4）尿蛋白：测量尿液中的蛋白质含量，正常值为少于20mg/L。

（5）尿糖：测量尿液中的葡萄糖含量，正常值为阴性。

（6）尿酮体：测量尿液中的酮体含量，正常值为阴性。

（7）尿潜血：测量尿液中的隐血含量，正常值为阴性。

（8）尿白细胞：测量尿液中的白细胞数量，用于检测泌尿系统感染等情况。

尿常规检查可以帮助医生评估肾脏和泌尿系统的功能，检测疾病和症状，如蛋白尿、糖尿病、尿路感染等。如果尿常规检查结果异常，医生可能会进一步进行其他检查，如尿培养、尿蛋白电泳等，以确定疾病的具体原因和治疗方案。

二、每一项指标的意义

1. 尿颜色

受饮食、水分、药物影响较大。正常尿颜色为淡黄色，一般摄入水分不足，尿液颜色深；摄入水分多，尿液颜色浅。

（1）某些药物，如利福平会使尿液颜色偏红，还可见于血红蛋白尿，或肌红蛋白尿。

（2）尿液呈黄褐色：见于黄疸（胆红素尿），也可见于服用大黄、维生素 B_2 等药物，还可见于有大量尿酸沉淀的尿液。

（3）尿液呈橘黄色：可见于失水或高热，或尿胆红素过多，服用番泻叶可使尿液呈黄红色。

（4）尿液呈暗褐色、酱油色或褐色：见于酸性血尿、酸性血红蛋白尿，木馏油、水杨酸、苯脂或间苯二酚中毒，服用左旋多巴、氨苯蝶啶、甲基多巴等药物可使尿液呈褐黑色。

（5）尿液呈绿色：见于服用亚甲蓝、靛卡红后，胆红素尿放置过久氧化为胆绿素时也使尿液变绿，服用甲氧阿利马嗪可使尿液呈茶绿色。

（6）尿液呈乳白色：见于乳糜尿、脓尿、含磷酸盐沉淀尿。

（7）尿液几乎无色：见于糖尿病、尿崩症、肾萎缩、多囊肾等病。

2. 尿白细胞

尿白细胞是指在尿液中检测到的白细胞数量增加。正常情况下，尿液中的白细胞数量应该非常少或者几乎没有，尿白细胞＞5/HPF有意义。因此，尿白细胞的出现可能意味着尿路感染或其他疾病的存在。

常见的尿白细胞引起的疾病如下。

（1）尿路感染：包括膀胱炎、肾盂肾炎等。

（2）急性肾小球肾炎：是一种肾脏疾病，可能导致尿液中出现白细胞。

（3）结石：尿液中存在结石时，可能会刺激尿道和膀胱，引起白细胞增加。

（4）癌症：某些癌症，如膀胱癌、肾癌等，可能导致尿液中白细胞增加。

如果出现尿白细胞的情况，建议及时去医院进行检查和治疗。治疗方法根据病因不同而有所不同，有些疾病需要使用抗生素治疗，有些则需要手术治疗。

3. 白细胞酯酶

白细胞酯酶是一种检测尿液中白细胞的酶。在尿液检测中，常用白细胞酯酶试纸进行半定量检测。如果尿液中存在白细胞，那么它们通常会释放出酯酶，导致试纸条变色。

尿液中白细胞酯酶的检测可以帮助诊断尿路感染等疾病。尿液感染通常会导致尿液中白细胞增多，并伴随有疼痛、尿频、尿急等症状。如果尿液中的白细胞酯酶测试呈阳性，那么很可能存在尿路感染。需要进一步进行细菌培养检查，确定感染的病原体，并进行相应的治疗。

需要注意的是，尿液中白细胞酯酶的检测结果可能会受到多种因素的影响，例如尿液存放时间、药物干扰、尿路受损等。因此在进行尿液检测时，需要结合临床症状、尿液细菌培养等检查结果，综合分析诊断。

4. 细菌计数

尿细菌计数是一项用于检测尿液中细菌数量的检查。它可以帮助医生确定尿路感染的严重程度，并指导治疗方案的制订。通常情况下，尿液中的细菌数量应该非常少或者几乎没有。如果尿液中的细菌数量超过正常范围，那么就可能存在尿路感染或其他疾病。

尿细菌计数是通过显微镜观察尿液中的细菌数量来进行检测的。正常情况下，尿液中的细菌数量应该小于 1 000 CFU/mL，如果超过这个范围，就可能存在尿路感染。如果细菌数量非常高，比如超过 10 万 CFU/mL，那么很可能存在严重的感染。

如果尿液细菌计数超过正常范围，需要进行细菌培养检查，确定感染的病原体，并根据病原体的敏感性进行相应的抗生素治疗。治疗过程中，还需要注意保持足够的水分摄入，避免过度膀胱刺激，以加速感染的恢复。

5. 红细胞

正常人尿中 0～2 个红细胞 /HPF，＞ 3 个红细胞 /HPF 即为镜下血尿。尿红细胞是指尿液中的红细胞数量增加。正常情况下，尿液中的红细胞数量非常少或者几乎没有。因此，尿红细胞的出现可能意味着尿路感染或其他疾病的存在。

1）常见的尿红细胞引起的疾病

（1）尿路感染：包括膀胱炎、肾盂肾炎等。

（2）肾结石：尿液中存在结石时，可能会刺激尿道和膀胱，引起尿红细胞。

（3）肾病综合征：是一种肾脏疾病，可能导致尿液中出现红细胞。

（4）肾癌或膀胱癌等癌症：可能导致尿液中红细胞增加。

如果出现尿红细胞的情况，建议及时去医院进行检查和治疗。治疗方法根据病因不同而有所不同，有些疾病需要使用抗生素治疗，有些则需要手术治疗。如果尿红细胞伴随有明显症状，如尿痛、尿频、尿急等，应该及时就医，以免影响健康。正常人特别是青少年在剧烈运动、冷水浴，久站或重体力劳动后出现暂时性血尿。

2）潜血

尿中血红蛋白、肌红蛋白存在即潜血阳性。如果未发现红细胞，有 3 种可能：结合尿比重，尿比重低，有可能是红细胞被稀释；还需结合标本放置时间，有可能是放置时间长，红细胞破坏；此外，还需考虑溶血。肛周病变如便秘、痔疮、肛裂患者也会有潜血阳性。有潜血时，需进一步完善尿沉渣试验。

3）红细胞形态

红细胞从肾小球基底膜滤过，基底膜完整，红细胞被破坏，形成畸形红细胞，畸形红细胞超过 1/3 为肾小球源性；若基底膜破坏

（严重肾衰、SLE），则红细胞形态不变。红细胞形态呈均一性大多为感染、结石引起。

6. 上皮细胞

尿中所见上皮细胞由肾小管、肾盂、输尿管、膀胱、尿道等处脱落。肾小管为立方上皮，在肾实质损伤时可出现于尿中。肾盂、输尿管、膀胱等处均覆盖移行上皮细胞。尿道为假复层柱状上皮细胞，近尿道外口处为复层扁平上皮细胞所覆盖。以上部位有病变时，尿中相应的上皮细胞增多。

7. 管型

尿管型是指在尿液中检测到的一种细胞形态，其形状类似于肾小管。尿液中的管型分为多种类型，常见的管型如下。

（1）脂质管型：由于肾小管上皮细胞内脂质代谢紊乱而形成。

（2）红细胞管型：由于肾小球毛细血管内的红细胞被管壁吸附而形成。

（3）白细胞管型：由于肾小管内的炎症细胞和蛋白质聚集而形成。

（4）水泡管型：由于肾小管上皮细胞内的液泡膜破裂而形成。

（5）上皮细胞管型：由于肾小管上皮细胞脱落而形成。

（6）黏液管型：由于肾小管上皮细胞分泌的黏液聚集而形成。

通过检测尿液中的管型，可以了解肾小管的功能状态和肾脏疾病的类型。如果尿液中检测到管型，建议及时去医院进行检查和治疗。治疗方法根据病因不同而有所不同，有些疾病需要使用抗生素或激素治疗，有些则需要进行肾脏保护、营养支持等综合治疗。如果尿液中管型伴随有明显症状，如尿色发黄、尿频、尿急等，应该及时就医，以免影响健康。

8. 尿蛋白

正常人 24h 尿蛋白总量小于 150mg（青少年可略高，但不超过 300mg/d）用常规方法检测不出。

尿蛋白 50% ～ 70% 来源于血浆蛋白，另 30% ～ 50% 是泌尿系统分泌的蛋白，这些构成了尿中极微量蛋白，当尿中蛋白总量超过上述界限检出时，即称为蛋白尿。

肾小球病变比较严重时，肾小球滤过膜组织损伤大，血浆中的大、中、小分子蛋白可以无选择地自肾大量滤出，称为非选择性蛋白尿。肾小球损伤小，为选择性蛋白尿。判断尿蛋白有无选择性，对诊断、治疗及预后有一定的帮助。

尿蛋白可见于生理也见于病理。青少年在剧烈运动、受寒、精神紧张、直立等诸多因素下出现肾血管痉挛，肾小球滤过膜通透性增加，出现蛋白尿，定性一般不超过（+），定量不超过 0.5 g/24 h。

当尿内混有大量血、脓液、阴道分泌物或留置尿后细菌繁殖时尿蛋白定性阳性。持续性蛋白尿属于病理情况，见于肾病综合征、肾炎综合征、肿瘤、SLE、紫癜性肾病、心衰、糖尿病、高血压等。

9. 微量白蛋白

尿微量白蛋白是指尿液中检测到的一种微量蛋白质，通常来自肾小球。正常情况下，肾小球的滤过膜可以过滤掉大分子蛋白质，因此尿液中的白蛋白应该很少，或者干脆没有。如果尿液中检测到微量白蛋白，则可能意味着肾小球的滤过膜受损，导致白蛋白从血液中泄漏到尿液中。

尿微量白蛋白的检测可以用于筛查肾脏疾病，尤其是早期肾损害，常见的引起尿微量白蛋白增加的疾病如下。

（1）糖尿病肾病：长期高血糖会导致肾小球滤过膜受损，进而导致尿微量白蛋白增加。

（2）高血压肾病：长期高血压会导致肾小球滤过膜受损，进而导致尿微量白蛋白增加。

（3）肾小球疾病：如肾小球肾炎、IgA 肾病等，可能导致尿微量白蛋白增加。

（4）肾小管疾病：如肾小管坏死、肾小管间质肾炎等，可能导致尿微量白蛋白增加。

10. 蛋白 / 肌酐比值

尿蛋白肌酐比值是指尿液中蛋白质与肌酐的比值，用于评估肾脏功能和肾小球滤过膜的损害程度。正常情况下，尿液中的肌酐水平是相对稳定的，而尿蛋白水平可能会受到多种因素的影响。因此，尿蛋白肌酐比值可以更准确地反映尿蛋白的水平，从而评估肾脏健康状况。

尿蛋白肌酐比值越高，表示肾小球滤过膜的损害越严重。一般来说，尿蛋白肌酐比值在 0.2 以下被认为是正常值，＞ 0.2 可能意味着肾小球滤过膜受损。具体来说，尿蛋白肌酐比值的分类如下。

（1）正常值：＜ 0.2。

（2）轻度肾小球滤过膜损害：0.2 ～ 0.5。

（3）中度肾小球滤过膜损害：0.5 ～ 1.0。

（4）重度肾小球滤过膜损害：＞ 1.0。

尿蛋白肌酐比值的测定通常是在肾脏疾病筛查中使用，也可以用于评估肾小球滤过膜损害的程度和肾脏疾病的进展。如果尿蛋白肌酐比值高于正常范围，建议及时去医院进行检查和治疗。

11. β2- 微球蛋白

尿 β2- 微球蛋白是一种小分子蛋白质，由肾小管细胞产生，是肾小管功能的敏感指标之一。正常情况下，β2- 微球蛋白通过肾小球滤过后被肾小管吸收，不会出现在尿液中。但是当肾小管细胞受损时，β2- 微球蛋白不能被完全吸收，会出现在尿液中。

尿 β2- 微球蛋白是指尿液中 β2- 微球蛋白的含量，通常用于评估肾小管功能的损害程度，对肾脏疾病的诊断和监测具有重要意义。一般来说，尿 β2- 微球蛋白的正常值为 0 ～ 0.3mg/L。当尿 β2- 微球蛋白的含量超过正常范围时，可能意味着肾小管功能受损。

12. 本－周蛋白

尿本－周蛋白是一种由肾小管细胞合成的大分子蛋白质，也称为尿管蛋白。它主要存在于肾小管上皮细胞和肾髓质细胞中，是一种正常情况下存在于尿液中的蛋白质。

尿本－周蛋白主要起到保护肾脏的作用，具有抗菌、抗炎、抗氧化等多种生物学功能。在肾小管受损或肾脏疾病时，本－周蛋白的合成和释放可能会发生改变。因此，检测尿本－周蛋白的含量可以用于评估肾小管功能的损害程度和肾脏疾病的进展。

一般来说，尿本－周蛋白的正常值在 4 ～ 8mg/mL。当尿本－周蛋白的含量超过正常范围时，可能意味着肾小管功能受损，常见的引起尿本－周蛋白增加的疾病如下。

（1）肾小管疾病：如肾小管坏死、肾小管间质肾炎等，可能导致尿本－周蛋白增加。

（2）肾小球疾病：如肾小球肾炎、肾病综合征等，可能导致尿本－周蛋白增加。

（3）肾结石：肾结石可能导致尿本－周蛋白增加。

13. 亚硝酸盐

尿亚硝酸盐是一种尿液中的化学物质，通常用于检测尿路感染。亚硝酸盐是细菌在尿液中产生的，特别是在泌尿生殖系统感染时，如膀胱炎或尿道炎。因此，尿亚硝酸盐的检测可以作为尿路感染的一个初步筛查方法。

尿亚硝酸盐的测定方法是通过尿液试纸或尿液分析仪检测。当尿液中存在亚硝酸盐时，试纸会变色。一般来说，尿亚硝酸盐的正常值应该为阴性，即不应该有亚硝酸盐的存在。

如果尿液中检测到尿亚硝酸盐阳性，可能意味着存在尿路感染。但是，只有尿亚硝酸盐阳性并不能完全确认尿路感染的病因，因为亚硝酸盐的产生也可能是其他原因引起的。因此，建议及时去医院进行进一步检查和治疗，包括尿培养以确定感染的病原体和抗生素敏感性测试等。

14. 黏液丝

尿液中的黏液丝是指尿液中可见的白色或透明的黏液状物质。正常情况下，尿液中的黏液丝数量较少，不易被观察到。但是，当尿液中黏液丝过多时，可能意味着存在一些疾病或病理情况。

尿液中黏液丝过多的原因如下。

（1）泌尿系统感染：如膀胱炎、尿道炎、肾盂肾炎等。

（2）结石：尿液中存在结石时，可能会导致尿道炎症反应，从而引起黏液丝增多。

（3）尿道狭窄：尿道狭窄可能导致尿液排出不畅，从而引起黏液丝增多。

（4）肾功能异常：肾功能异常可能导致尿液中出现蛋白质等物质，从而引起黏液丝增多。

15. 尿胆原、尿胆红素

尿胆原是肝脏和肠道内的血红素代谢产物，在肠道内由肠道细菌还原而成。它被吸收进入血液循环中，进一步被肝脏摄取、代谢和排泄。正常情况下，尿液中的胆原含量很低，但是在某些疾病或生理情况下，尿液中的胆原含量可能会升高。

尿胆原的检测方法一般采用尿液试纸或尿液分析仪。正常人的尿胆原含量应该在 0.2 ～ 1.0 mg/dL。

1）尿胆原阳性

（1）肝功能异常：肝功能异常可能导致胆原代谢和排泄异常，从而引起尿液中胆原含量升高。

（2）肠道菌群失调：肠道菌群失调可能导致胆原还原作用减弱，从而引起尿液中胆原含量升高。

（3）肠道吸收不良：肠道吸收不良可能导致胆原在肠道内的生成和吸收减少，从而引起尿液中胆原含量升高。

2）尿胆红素阳性

尿胆红素是血红素在肝脏内代谢后形成的物质，正常情况下不应出现在尿液中。如果尿液中检测到胆红素阳性，可能意味着存在以下几种情况。

（1）肝胆系统疾病：如肝炎、胆管梗阻等。

（2）血红素代谢异常：如先天性溶血性贫血、血红蛋白尿等。

（3）药物或毒物作用：某些药物或毒物可能对肝脏产生损害，从而导致尿液中胆红素含量增加。

如果尿液中出现胆原或胆红素阳性，建议及时去医院进行检查和治疗。

16. pH

尿 pH 是指尿液的酸碱度，用来衡量尿液中氢离子的浓度。正常尿 pH 应该在 5.5 ～ 7.5，通常为 6.0 ～ 7.0。尿 pH 的变化可能与多种生理和病理因素有关。

1）尿 pH 过高的意义

（1）尿路感染：尿路细菌感染可能导致尿液 pH 升高。

（2）高钙尿症：尿液中钙离子含量过高可能导致尿液 pH 升高。

（3）饮食：摄入大量碱性食物（如蔬菜、水果）等也可能导致尿液 pH 升高。

2）尿 pH 过低的意义

（1）酸中毒：代谢性酸中毒可能导致尿液 pH 下降。

（2）饮食：摄入大量酸性食物（如肉类）等也可能导致尿液 pH 下降。

（3）慢性肾脏病：慢性肾脏病可能导致酸碱平衡失调，从而引起尿液 pH 下降。

如果尿 pH 异常，建议及时去医院进行检查和治疗。

17. 尿比重

尿比重是指尿液中溶质的浓度，通常用来衡量尿液的浓缩程度。正常尿比重应该在 1.003 ～ 1.030。尿比重的变化可能与多种生理和病理因素有关。

1）尿比重过高

（1）脱水：脱水可能导致尿液比重升高。

（2）尿路感染：细菌感染可能导致尿液比重升高。

（3）肾功能异常：肾功能异常可能导致尿液浓缩不良，从而引起尿液比重升高。

2）尿比重过低

（1）过度饮水：过度饮水可能导致尿比重下降。

（2）肾功能异常：肾功能异常可能导致尿液浓缩不良，从而引起尿液比重下降。

（3）慢性肾脏病：慢性肾脏病可能导致尿液比重下降。

如果尿比重异常，建议及时去医院进行检查和治疗。

18. 尿酮体

尿酮体是指在体内脂肪代谢过程中产生的一种代谢产物，通常在正常情况下只有极少量存在于尿液中。尿酮体的检测可以反映人体脂肪代谢的情况，也可以用来诊断一些疾病。

尿酮体检测通常使用尿液试纸或尿液分析仪。正常情况下，尿液中的酮体含量应该很低，但是在以下几种情况下，尿液中的酮体含量可能会升高。

（1）饥饿或极低碳水化合物饮食：身体无法获取足够的能量时，会开始燃烧脂肪来产生能量，从而产生酮体。

（2）糖尿病酮症酸中毒：糖尿病患者因为胰岛素分泌不足或胰岛素作用不良，导致血糖过高，身体开始分解脂肪来产生能量，从而产生大量的酮体，导致酮症酸中毒。

（3）乙醇中毒：乙醇代谢过程中产生的酮体可能会导致尿液中的酮体含量升高。

如果尿液中检测到酮体阳性，需要根据具体情况进行进一步的检查和治疗。如果是饥饿或极低碳水化合物饮食导致的酮体升高，可以适当增加碳水化合物摄入量。如果是糖尿病酮症酸中毒或其他疾病导致的酮体升高，需要及时就医治疗。

19. 结晶

尿结晶是指尿液中存在的一些固体晶体，由于尿液中含有多种成分，如蛋白质、矿物质、草酸盐、尿素等，这些成分在尿液中的浓度、酸碱度、温度等因素的影响下，可以形成不同的结晶。正常情况下，尿液中的结晶浓度较低，不会导致问题。但是在某些情况下，尿液中的结晶浓度增高，就容易形成尿结石，导致尿路堵塞和疼痛等症状。

尿结晶的类型有很多种，常见的包括草酸钙结晶、草酸铵结晶、尿酸盐结晶、磷酸盐结晶等。不同类型的结晶与不同的病因和病理生理情况有关。

如果尿液中存在大量的结晶或尿石，需要进行相关检查和治疗。

检查包括尿常规、尿沉渣镜检、尿结石分析等。治疗包括药物治疗、手术治疗等，具体治疗方法需要根据患者的病情和结晶类型而定。此外，平时应注意饮食健康，避免过多摄入高嘌呤食物和高草酸盐食物，可以减少尿酸结晶的形成。

20. 尿糖

尿糖是指尿液中含有的葡萄糖，正常情况下，尿液中不应该含有糖分。如果尿液中检测到糖，就可能是因为人体血糖过高，超过了肾脏对葡萄糖的重吸收阈值，导致部分血糖被排出体外，从而出现尿糖。

尿糖的主要病因是糖尿病，糖尿病患者的胰岛素分泌不足或胰岛素作用不良，导致血糖升高，从而出现尿糖。此外，一些其他因素也可能导致尿糖，如应激、药物使用等。

如果尿液中检测到糖，需要及时进行进一步的检查和治疗。需要进行血糖检查，以确定是否患有糖尿病。如果确诊为糖尿病，需要进行规范的治疗，包括药物治疗、饮食控制、运动等。如果是其他因素导致的尿糖，需要找到病因并进行治疗。

需要注意的是，尿糖的检测结果有一定的局限性，因为尿糖的排出量与尿量、饮食、应激等因素有关，有时尿糖检测结果可能偏高或偏低。因此，如果怀疑患有糖尿病或其他疾病，需要进行血糖等更为准确的检查。

第三节　粪便常规

粪便检查是临床上三大常规检查之一，其目的是初步了解消化系统部分疾病的病理及功能状态。

大便常规检查的项目如下所示。

1. 大便的颜色和性状

每次排便后回头看一眼自己的大便很重要。正常的大便呈黄褐色、圆柱形的软便，一般每日 100 ～ 300g。大便送到检验科之后，检验师首先要用肉眼观察就有了报告单上颜色、性状的结果。

如果观察大便有以下状态就应该警惕了。

鲜血便：大便呈鲜红色或者暗红色，常见于直肠癌、肛裂、痔疮、直肠息肉等疾病。

黑色的柏油样大便：上消化道或小肠的出血在肠腔内停留的时间较长，血液与粪便混合发生性状改变，呈黑色，因色如柏油，故称为柏油样便。常见于上消化道出血，例如胃、十二指肠溃疡、胃癌、胆道出血等等。此外，口服活性炭、铋剂、铁剂，或食用较多动物血液等也会导致大便呈黑色，需要加以鉴别。

陶土样大便：大便颜色变浅，呈白色陶土样，见于各种原因导致的胆道梗阻，例如胆管癌、胰腺癌、胆管结石等等。

大便形状改变：常见于胃肠道消化吸收不良、感染性胃肠道疾病等，大便变细或有压痕，需警惕直肠、肛管占位性病变。

寄生虫：蛔虫、蛲虫以及绦虫等比较大的寄生虫，用肉眼就可以看见和诊断，现已少见。

2. 显微镜观察

大便里面有可能存在红细胞、白细胞、寄生虫卵等等，肉眼看不见，需要借助显微镜检查。

白细胞：正常的大便里面仅偶尔可以发现白细胞，大便中有较多的白细胞，说明有肠道炎症。

红细胞：如果大便中出现红细胞，说明肠道内有炎症或者肠道肿瘤等疾病，需要做肠镜、腹部 CT 检查帮助诊断。

寄生虫和虫卵：化验大便是诊断肠道寄生虫病的主要手段。

3. 大便隐血试验

隐血是指消化道少量出血，粪便肉眼观察无异常改变，需检验发现。这是筛查大肠癌的方法之一。

如果隐血试验阳性，提示消化道存在导致出血的疾病，例如肿瘤、炎症等，需要进一步胃肠镜检查。

现在常采用免疫隐血试验法，专门针对人类血红蛋白，不受饮食因素的影响，准确率更高。

4. 大便细菌学检查

粪便内有大量的细菌，大多数属于正常的菌群。当出现腹泻等症状时，可进行大便细菌学检查，主要包括直接涂片镜检或者细菌培养。

5. 大便标本留取注意事项

（1）限制饮食：在化验大便的前3d，需要限制动物内脏、动物血、菠菜等绿叶蔬菜和某些药物如补血用的铁剂、维生素C等，以免出现假阳性结果。

（2）储存大便的器皿要清洁干燥，不能沾水：因为水会使大便中的细胞成分崩解，而且会使血液成分溶解流失，出现假阴性，所以留取大便的操作过程不要沾水。

（3）仔细观察大便，正确选取标本：如果大便有异常，应取肉眼发现不正常的部位，取便总量在黄豆粒大小即可；如果是稀便，量要稍多；如果肉眼观察没有明显改变，则应在3个以上不同部位多点取材；如果遇排不出大便而又急需检查时，可以用指套或棉签经肛门拭取标本。

（4）大便标本应及时送检，最好不要超过1h。如果在家留取大便，应该尽早送到医院去化验，若标本留置时间过长，可影响检验结果。

（5）避免标本污染：留取大便标本时，不得被尿液等污染，女性应避开经期，以免影响结果。

第四节 肝 功 能

肝功能检查是一种常见的临床检查，可以对肝脏的生物化学功能进行评估。

一、肝功能检查的意义

（1）诊断肝炎、肝硬化等肝脏疾病：肝炎、肝硬化等肝脏疾病会影响肝脏功能，导致肝功能指标异常，肝功能检查可以帮助早期发现这些疾病，及时采取治疗措施。

（2）监测肝病治疗效果：肝病的治疗需要长期监测，肝功能检查可以反映肝病治疗后肝脏功能的恢复情况，指导治疗方案的调整。

（3）预防药物肝损伤：一些药物会对肝脏造成损伤，肝功能检查可以帮助预防药物肝损伤，及时调整药物剂量和治疗方案。

（4）评估手术风险：肝功能检查可以评估手术前肝脏功能状态，预测手术后肝脏功能的恢复情况，为手术决策和治疗方案制订提供参考。

（5）预防和管理其他疾病：肝功能检查可以帮助早期发现一些疾病，如糖尿病、高血脂等，及时采取治疗措施，预防和管理相关疾病。

综上所述，肝功能检查对于预防、诊断和治疗肝脏疾病，评估手术风险，预防和管理其他疾病，具有重要的意义。

二、注意事项

（1）肝功能检查前不能进食，不能喝水，必须保持空腹，空腹时间为 8 ～ 12h。

（2）肝功能检查前一晚不可饮酒，不能吃辛辣食物，不能吃油腻食物，必须以清淡食物为主。

（3）肝功能检查前一晚不可熬夜，不能服药，否则可能导致转氨酶升高，肝功能检查异常。

三、基本项目

肝功能检查项目包括以下几个方面。

（一）转氨酶测定

包括丙氨酸氨基转移酶（ALT）、天门冬氨酸氨基转移酶（AST）、碱性磷酸酶（ALP）、γ－谷氨酰转移酶（GGT）等。

转氨酶测定是指通过检测血液中的 ALT、AST、GGT 等酶的水平，来评估肝脏功能的一种检查方法。这些酶主要存在于肝脏细胞中，当肝脏细胞受到损伤或破坏时，酶会释放到血液中，导致血液中的酶水平升高。

ALT 和 AST 是肝细胞内的酶，当肝细胞受到损伤或破坏时，这两种酶会从细胞内释放到血液中，导致血液中 ALT 和 AST 的水平升高。因此，ALT 和 AST 的水平可以反映肝脏细胞的损伤程度。

GGT 存在于肝脏、胰腺、肾脏、心脏等组织中，但最高浓度存在于肝脏细胞中。GGT 的水平可以反映肝脏细胞的损伤程度，但同时也可以反映其他因素，如饮酒、药物、胆道疾病等的影响。

转氨酶测定是常见的肝功能检查方法之一，可以帮助医生评估肝脏的功能和病变情况，但也需要结合其他检查方法和临床症状来综合判断。

（二）胆红素测定

胆红素测定包括测定总胆红素、直接胆红素、间接胆红素等。

胆红素是肝脏代谢血红蛋白的产物，因此胆红素测定可以反映肝脏代谢功能的状况。如果肝脏受损或功能不正常，胆红素的代谢和排泄能力会下降，导致血液中胆红素水平升高。因此，胆红素测定是评估肝功能的一项常用指标之一。

在肝功能异常的情况下，胆红素测定可以帮助医生判断肝脏是否受到损伤或疾病的影响。例如，在肝炎、肝硬化、胆道梗阻等肝胆道疾病中，肝脏的代谢和排泄能力受到不同程度的影响，导致血液中胆红素水平升高。通过胆红素测定可以评估肝功能下降的程度和治疗效果，指导医生制订合理的治疗方案。

此外，胆红素测定也可以在手术前评估患者的肝功能和手术风险。在肝功能不良的患者中，手术会增加肝脏的负担，可能导致手术后并发症的发生。通过胆红素测定可以评估肝功能的状况，为手术前的风险评估提供依据，指导手术的决策和安排。

总之，胆红素测定在肝功能评估中具有重要的意义，可以帮助医生判断肝脏疾病的状况和治疗效果，评估手术风险，指导临床决策。

（三）蛋白质测定

蛋白质测定包括测定白蛋白、球蛋白、总蛋白等。

蛋白质是肝脏合成和代谢的重要物质之一，肝功能异常可能会影响蛋白质的合成和代谢，导致血液中蛋白质水平的变化。因此，蛋白质测定是评估肝功能的一项常用指标之一。

在肝功能异常的情况下，蛋白质测定可以帮助医生判断肝脏是否受到损伤或疾病的影响。例如，在肝炎、肝硬化、肝癌等肝脏疾病中，肝脏合成和代谢蛋白质的能力可能受到不同程度的影响。通过蛋白质测定可以评估肝功能下降的程度和治疗效果，指导医生制订合理的治疗方案。

此外，蛋白质测定也可以用来评估肝功能下降对全身营养状况的影响。肝脏是全身重要的代谢中心之一，肝功能异常可能导致全身代谢和营养状况的改变。通过蛋白质测定可以评估全身蛋白质代谢的状况，为改善营养状况和预防并发症提供依据。

总之，蛋白质测定在肝功能评估中具有重要的意义，可以帮助医生判断肝脏疾病的状况和治疗效果，评估全身营养状况，指导临床决策。

（四）凝血酶原时间（PT）和活化部分凝血活酶时间（APTT）测定

用于评估肝细胞合成的凝血因子的功能。

凝血酶原时间（PT）和活化部分凝血活酶时间（APTT）测定是评估肝功能的重要指标之一。肝脏合成和分泌凝血因子，肝功能异常可能会影响凝血因子的合成和代谢，从而引起凝血功能异常。以下是 PT 和 APTT 测定在肝功能评估中的具体意义：

（1）PT 测定：PT 是评估凝血系统外路（凝血因子Ⅶ、凝血因子Ⅹ、凝血因子Ⅴ、凝血因子Ⅱ和纤维蛋白原）功能的指标。肝脏合成和分泌凝血因子Ⅶ、凝血因子Ⅹ、凝血因子Ⅱ和纤维蛋白原，肝功能异常可能会导致这些凝血因子的合成和代谢受到影响，从而引起 PT 延长。因此，PT 测定是评估肝功能异常引起的凝血功能异常的重要指标之一。

（2）APTT 测定：APTT 是评估凝血系统内路（凝血因子Ⅻ、凝血因子Ⅺ、凝血因子Ⅸ、凝血因子Ⅷ和纤维蛋白原）功能的指标。肝脏合成和分泌凝血因子Ⅻ、凝血因子Ⅺ、凝血因子Ⅸ、凝血因子Ⅷ和纤维蛋白原，肝功能异常可能会导致这些凝血因子的合成和代谢受到影响，从而引起 APTT 延长。因此，APTT 测定也是评估肝功能异常引起的凝血功能异常的重要指标之一。

通过 PT 和 APTT 测定可以评估肝功能异常对凝血功能的影响程度，指导医生制订合理的治疗方案。例如，在肝炎、肝硬化、肝癌等肝脏疾病中，肝功能异常可能导致凝血因子合成和代谢受到影响，从而引起凝血功能异常。通过 PT 和 APTT 测定可以评估凝血功能的状况，指导医生制订合理的抗凝治疗和手术决策。

（五）血清铁蛋白（SF）测定

用于评估肝细胞储存铁的情况。

血清铁蛋白测定是评估肝功能的一项指标。肝脏合成和代谢铁蛋白，肝功能异常可能会影响铁蛋白的合成和代谢，导致血液中铁蛋白水平的变化。以下是血清铁蛋白测定在肝功能评估中的具体意义。

（1）评估肝脏疾病的程度和治疗效果：例如，在肝炎、肝硬化、肝癌等肝脏疾病中，肝脏合成和代谢铁蛋白的能力可能受到不同程度的影响。通过血清铁蛋白测定可以评估肝功能下降的程度和治疗效果，指导医生制订合理的治疗方案。

（2）评估铁代谢的状况：肝脏是重要的铁代谢器官，肝功能异常可能会影响铁的代谢和储存。血清铁蛋白测定可以评估体内铁的储存状况，帮助医生判断是否存在铁代谢异常的情况。

（3）评估营养状态的状况：铁蛋白是体内铁的主要贮存形式之一，血清铁蛋白测定也可以用来评估全身营养状况。在肝功能不良的患者中，营养状况可能会受到影响，通过血清铁蛋白测定可以评估全身铁代谢的状况，为改善营养状况和预防并发症提供依据。

总之，血清铁蛋白测定在肝功能评估中具有重要的意义，可以帮助医生判断肝脏疾病的状况和治疗效果，评估铁代谢和营养状况，指导临床决策。

（六）其他肝脏疾病标志物

其他肝脏疾病标志物包括肝炎病毒、自身免疫性肝病、肝硬化等。

四、肝功能的 10 个主要指标

（一）血清总蛋白（TP）

正常情况：60 ～ 80g/L。

减少：长期腹泻、慢性肝病、肝硬化、肾病综合征、慢性消耗性疾病以及营养不良。

增加：高渗性失水、多发性骨髓瘤，某些急慢性感染所致高球蛋白血症等。

（二）球蛋白（G）

正常情况：20 ～ 29g/L。

减少：出生后至 3 岁，球蛋白呈生理性降低。皮质醇增多症，长期应用糖皮质激素。

增加：疟疾、失水、结核病、风湿热、麻风、肝硬化、淋巴瘤等。

（三）白蛋白（ALB）

正常情况：40 ～ 55g/L。

减少：肝病、肾功能衰竭、少数营养不良等。

增加：当患者脱水时，导致血液浓缩等。

（四）天门冬氨酸氨基转移酶（AST）

正常情况：0 ～ 50μmol/L。

增加：各种肾炎、肝病、心肌炎、肺炎等亦可轻度升高。

（五）丙氨酸氨基转氨酶（ALT）

正常情况：0 ～ 40 μ mol/L。

增加：心肌炎、急性胰腺炎、急慢性肝病、胆道感染、胆石症、急性心肌梗死、肺梗死等。怀孕、熬夜、过度劳累、剧烈运动等。

（六）总胆红素（TBIL）

正常情况下成人为 1.7 ～ 17.1 μ mol/L。

总胆红素、间接与直接胆红素均升高：慢性活动性肝炎、黄疸型肝炎、肝硬化等。

总胆红素与间接胆红素偏高：血型不合输血、溶血性贫血、新生儿黄疸、恶性疾病等。

总胆红素与直接胆红素偏高：肝内及肝外阻塞性黄疸，毛细胆管发生肝炎，胰头癌及其他胆汁瘀滞综合征等。

（七）直接胆红素（DBIL）

正常情况：0 ～ 3.4 μ mol/L。

增加：当红细胞大量死亡时，释放出的间接胆红素增多，经肝脏代谢，生成的直接胆红素因胆道堵塞，排泄不畅时出现直接胆红素偏高。

（八）胆碱酯酶（CHE）

正常情况：比色法：130 ～ 310U/L。

减少：见于肝炎、肝硬化、慢性肾炎、恶性贫血、急性感染、营养不良、肌肉损伤、皮炎及妊娠晚期等，以及摄入氨茶碱、雌激素、可可碱、吗啡、巴比妥等药物。

增加：见于糖尿病、神经系统疾病、支气管哮喘、高血压、肾功能衰竭等。

（九）前白蛋白（PA）

对于不同的人群，前白蛋白的正常值是不同的，具体如下。

（1）1岁左右的儿童前白蛋白正常值是100mg/L。

（2）1～3岁的孩子前白蛋白的正常范围是168～281mg/L。

（3）成年人则在280～360mg/L。

一般来说病越重，前白蛋白值越低。

（十）血清总胆汁酸（TBA）

正常参考值：0.1～10.0μmol/L。

血清总胆汁酸是肝实质性损伤及消化系统疾病的一个较为灵敏的诊断指标。总胆汁酸能较为特异地反映肝排泄功能，一旦肝细胞有病变或肠–肝循环障碍，均可引起总胆汁酸升高。

血清总胆汁酸增高：可见于各种急慢性肝炎、乙肝携带者或乙醇性肝炎（TBA对检出轻度肝病的灵敏度优于其他所有肝功能试验），还可见于绝大部分肝外胆管阻塞和肝内胆汁淤积性疾病、肝硬化、阻塞性黄疸等。

五、肝功能检查结果分析

1. 引起ALT升高的原因

急性和慢性病毒性肝炎；胆囊炎或胆道疾病（如炎症、结石、息肉、癌症等）；饮酒引起的肝脏损伤；药物引起的肝脏损伤；其他引起ALT异常因素（脂肪肝、肝癌等）；病毒性肝炎（乙肝、丙肝、甲肝等）

2.AST结果的分析

AST增高＞60μmol/L；心肌梗死急性期、急性肝炎、药物中毒性肝细胞坏死、慢性肝炎活动期，肝硬化活动期、肝癌、心肌炎、肾炎、肌炎。

3. ALT/AST比值结果分析

AST主要分布于心肌，其次是肝脏、骨骼肌和肾脏等组织中。由于大约 80% 的 AST 存在于线粒体内，所以对肝细胞损伤的敏感度不如 ALT，升高的幅度也不如 ALT 大，但如果 AST 大幅度升高意味着肝细胞损伤比较严重。因此，在临床上往往把 ALT/AST 的比值作为一个诊断指标和病情监测指标来看。

4.GGT 的结果分析

GGT 主要是来自肝胆系统，因此，它主要是肝胆疾病的监测项目。

（1）肝脏炎症：GGT 轻度和中度增高。

（2）肝胆其他疾病：肝癌、肝阻塞性黄疸、胆汁性肝硬化、胆管炎、胆囊息肉、胆结石、胰腺炎、胰头癌、胆道癌等，GGT 明显升高。

（3）长期或大量的饮酒，也会导致该酶的升高。

（4）长期接受某些药物如苯巴比妥、苯妥英钠、安替比林者，口服避孕药等也会使 GGT 升高。

5. 胆红素的结果分析

胆红素是血液中衰老红细胞分解和破坏的产物。它分为总胆红素、直接胆红素、间接胆红素三种。因此，胆红素测定结果有 3 个方面的作用。

（1）肝细胞受到损伤时如肝炎时，直接和间接胆红素会明显升高。

（2）胆道疾病，尤其是胆囊结石、胆道息肉、胆囊炎等、血中直接胆红素显著升高。

（3）溶血性疾病使血液中的胆红素来源增加，肝脏处理不及，造成间接胆红素明显增加。

6. 总蛋白、白蛋白、球蛋白的结果分析

血液中蛋白的含量可以反映肝脏功能，如果蛋白质降低就表示

肝脏合成功能受损害，是病情比较严重的表现，如慢性活动性肝炎、肝硬化、肝功能衰竭等。一些非肝脏疾病也可以使血液中蛋白质发生变化，所以分析结果时要注意一些生理性的影响因素。

肝功能检查只能作为诊断肝胆系统疾病的一种辅助手段；要对疾病做出正确诊断，还必须结合病史、体格检查及影像学检查等，全面地综合分析。

第五节 肾 功 能

肾功能是指肾脏对体内废物和水分的清除和调节功能。主要包括肾小球滤过功能和肾小管分泌和重吸收功能两个方面。肾小球滤过功能是指肾脏对血液中废物和水分的过滤和清除功能，而肾小管则对这些被过滤的废物和水分进行进一步的分泌和重吸收，最终形成尿液并排泄出体外。

常见的肾功能检查指标包括血肌酐（Scr）、血清尿素氮（BUN）、血清尿酸（UA）、内生肌酐清除率（Ccr）、血及尿 β2- 微球蛋白等。其中，肌酐和尿素氮是常用的评估肾功能的指标，其浓度的高低可以反映肾脏的滤过和排泄功能。此外，还可以通过肾功能影像学检查（如 B 超、CT、MRI 等）来了解肾脏的形态和结构是否正常。

肾功能异常可能导致体内废物和水分潴留，进而引发水肿、高血压、贫血、骨质疏松等症状和并发症。因此，及时发现和治疗肾功能异常非常重要。

肾功能检查常见指标如下所示。

（一）血肌酐（Scr）

【参考值】全血肌酐：88 ～ 177 μmol/L。

血肌酐异常通常指血肌酐浓度升高或降低，与肾脏滤过功能的异常有关。具体来说，血肌酐升高可能表示肾脏滤过功能降低，常见的病因包括肾小球肾炎、肾小管疾病、肾盂肾炎、肾结石、肾衰竭、药物中毒等。血肌酐降低可能表示肌肉萎缩、低蛋白血症、严重贫血等病理状态。

血肌酐异常需要结合其他指标和病史综合分析，确定病因和诊断。对于血肌酐升高的患者，可能需要进一步进行肾功能检查，如尿常规、尿蛋白定量、尿素氮测定等，以确认肾功能的异常情况，并进行相应的治疗。如果血肌酐降低，需要进一步查明病因，针对性地治疗原发疾病。

（二）血清尿素氮（BUN）

【参考值】成人 3.2 ～ 7.1mmol/L。

血清尿素氮（BUN）是一个用于评估肾功能的指标，它是指在肝脏中形成的尿素在肾脏中被过滤后在体内的浓度。BUN 水平的升高可以表示肾脏的滤过功能变差，也可能与脱水、高蛋白饮食、肝功能异常、肾前性损伤等病理状态有关。

BUN 值升高可能表明患者存在肾脏疾病，如急性肾损伤、肾小球肾炎、肾结石、肾盂肾炎、肾功能不全等。此外，一些药物和肠道出血等情况也可能导致 BUN 值升高。因此，需要结合患者的临床症状和其他检查结果来综合分析，确定病因和诊断。

需要注意的是，BUN 值升高并不一定意味着肾脏功能已经受损，其他因素也可能导致 BUN 值的升高。因此，需要结合其他肾功能指标（如血肌酐、尿常规等）进行综合分析和诊断。

（三）血清尿酸（UA）

【参考值】男性 150 ～ 420 μmol/L，女性 90 ～ 360 μmol/L。

血清尿酸是嘌呤代谢产物尿酸在血液中的浓度。血清尿酸的升高可能与痛风、痛风性关节炎、高尿酸血症、肾脏疾病、代谢性疾病、肥胖症等有关。此外，一些药物（如利尿剂、阿司匹林等）也可能导致血清尿酸浓度升高。

血清尿酸的升高可能导致尿酸盐积聚在关节和软组织中，引起痛风等疾病的发生。因此，对于血清尿酸升高的患者，应该进一步进行综合检查，确定病因和诊断，并采取相应的治疗措施。治疗痛风和高尿酸血症的方法包括改变饮食习惯、药物治疗、体重控制、适当的运动和饮水等。如果血清尿酸升高的原因是其他疾病导致的，需要针对原发病进行治疗。

（四）肌酐清除率（CCR）

【参考值】成人（体表面积以 $1.73m^2$ 计）：80 ～ 120mL/min。

CCR 是判断肾小球损害的敏感指标，能较早地反映肾小球滤过功能，也可判断肾小球损害的程度。①肾贮备能力下降期：CCR 减小至正常的 50% ～ 80%，血肌酐正常，临床无症状；②氮质血症期：CCR 减小至正常的 25% ～ 50%，血肌酐升高，但＜ 450 μmol/L，患者有轻度贫血、多尿等；③肾衰竭期：CCR 减小至正常的 10% ～ 25%，血肌酐升高（450 ～ 707 μmol/L），患者贫血较明显，并出现胃肠道、心血管、中枢神经系统症状；④尿毒症期：CCR 减小至正常的 10% 以下，血肌酐＞ 707 μmol/L，临床表现和血生化显著异常。

同时，CCR 也可指导临床治疗；健康人随着年龄的增长而肾实质体积缩小，肾血流量也减少，故 CCR 也会有所下降。

（五）血及尿 β2- 微球蛋白

【参考值】尿 β2- 微球蛋白＜ 0.2mg/L 或 370 μg/24h；血 β2- 微球蛋白为 0.8 ～ 2.4mg/L，平均约 1.5mg/L。

β2- 微球蛋白是一种由白细胞产生的蛋白质，参与免疫反应。在临床上，血及尿 β2- 微球蛋白常用于评估免疫系统的功能和炎症状态。正常情况下，血和尿中 β2- 微球蛋白的浓度较低。但是，当免疫系统受到刺激或出现炎症时，β2- 微球蛋白的浓度会升高。

因此，血及尿 β2- 微球蛋白的检测可以用于以下情况的诊断和监测。

（1）自身免疫性疾病，如系统性红斑狼疮、类风湿性关节炎等。

（2）感染性疾病，如结核、艾滋病等。

（3）肿瘤，如淋巴瘤、骨髓瘤等。

（4）肾脏疾病，如肾小球肾炎、肾病综合征等。

（5）其他炎症性疾病，如炎症性肠病等。

需要注意的是，血及尿 β2- 微球蛋白的升高并不具有特异性，也就是说，它并不能确定某一种疾病的诊断。因此，在临床上，通常需要结合其他检查结果和临床表现进行综合分析和诊断。

（六）估算肾小球滤过率

上述的血肌酐、尿素氮、胱抑素 C 等指标，虽然抽血就能检查，廉价易行，但血肌酐、尿素氮等易受年龄、性别、身高、肌肉量以及膳食结构等诸多因素的影响，不能客观反映肾功能水平。

长期的临床实践中，有学者根据血肌酐水平，结合患者的性别、年龄、体重等因素，来计算肾小球滤过率，称 eGFR（估算肾小球滤过率）。eGFR 是目前临床上最常用的肾功能判定指标，常用下列计算公式计算肾小球滤过率。

简化公式：GFR（$mL/min1.73m^2$）=186 ×（血肌酐 mg/dL）–1.164 ×（年龄）–0.203

女性结果 = 上述数据结果 ×0.74

根据 eGFR 水平，将慢性肾脏病（CKD）分成 5 期。

CKD1 期：GFR > 90mL/min（肾功能正常）。

CKD2 期：GFR 60 ～ 89mL/min。

CKD3 期：GFR 30 ～ 59mL/min。

CKD4 期：GFR 15 ～ 29mL/min。

CKD5 期：GFR < 15mL/min（或已经透析者）。

二、肾功能检查前的注意事项

（1）在检查肾功能前需要空腹 8 ～ 12h，此期间不要进食或饮水。所留尿液标本最好及时送到实验室，时间过长会有葡萄糖被细菌分解，管型破坏，细胞溶解等问题出现，影响检查结果的准确性。

（2）影响肾功能检查的因素很多，包括饮食、运动等因素都可以导致肾功能检查，在检查肾功能之前一定要避免剧烈运动，减少肌肉的基础代谢，同时注意饮食，减少摄入高嘌呤食物及饮酒。

（3）肾功能结果异常不要慌，先排除以上可能的影响因素，饮食、剧烈运动、药物等，调整一段时间再进行复查，如结果仍有异常，建议及时就医。

第六节　血　脂

常见指标如下。

（一）总胆固醇（TC）

【参考值】TC 的合适水平是< 5.2mmol/L，> 5.2mmol/L 且< 6.2mmol/L 处于边缘水平，> 6.2mmol/L 属于升高。

当 TC 单独升高，可以诊断为高胆固醇血症，临床首选他汀类药物治疗。糖尿病患者 TC > 3.1mmol/L，

就要开始治疗。无基础疾病的健康人群 TC > 7.2mmol/L，也应该开始治疗。

（二）低密度脂蛋白胆固醇（LDL-C）

【参考值】LDL-C 的理想水平＜2.6mmol/L，合适水平＜3.4mmol/L，＞3.4mmol/L 且＜4.1mmol/L 处于边缘水平，＞4.1mmol/L 属于升高。

LDL-C 增高是动脉粥样硬化发生、发展的主要危险因素，控制 LDL-C 是血脂异常防治的首要目标。

（三）高密度脂蛋白胆固醇（HDL-C）

高密度脂蛋白负责胆固醇逆转运，减少胆固醇在血管壁的沉积，起到抗动脉硬化作用。

HDL-C＜1.0mmol/L 属于降低，如果患者 HDL-C 降低，表示被逆转录的胆固醇的减少，预示着患心血管疾病的风险增高，需要结合其他血脂结果进行药物调整。

第七节 血 糖

血糖是血液中的葡萄糖含量，也称为血糖水平。它是一个与糖尿病和其他代谢性疾病相关的重要指标。正常的血糖水平应该在正常范围内，这有助于维持身体的健康和稳定。当血糖水平超出正常范围时，可能出现一些健康问题，包括疲劳、多饮多尿、视力模糊、神经病变等。因此，保持健康的血糖水平是至关重要的。

【参考值】空腹血糖 3.9～6.1mmol/L。

空腹血糖＞6.1mmol/L 而＜7.8mmol/L 时，应做葡萄糖耐量试验。

血糖明显升高或者降低时，建议到内分泌科就诊（表 5-1）。

表 5-1 血糖级别表

血糖级别（糖代谢状态）	空腹血糖 /（mmol/L）	糖负荷 2h 血糖 /（mmol/L）
正常血糖	<6.1	<7.8
空腹血糖受损	6.1 ～ 7.0（包括 6.1）	<7.8
糖耐量异常	<7.0	7.8 ～ 11.1（包括 7.8）
糖尿病	≥ 7.0	≥ 11.1
低血糖	<2.8	

空腹血糖≥ 7.0mmol/L 和（或）餐后 2h 血糖≥ 11.1mmol/L 即可诊断为糖尿病；空腹血糖在 6.1 ～ 7.0mmol/L 为空腹血糖受损，餐后 2h 血糖在 7.8 ～ 11.1mmol/L 为糖耐量受损。空腹血糖受损和糖耐量受损统称为糖尿病前期。

作为糖尿病患者，理想情况下血糖应控制在空腹血糖< 6.1mmol/L，餐后 2h 血糖< 8.0mmol/L。

糖尿病患者需要关注的指标如下。

（一）糖化血红蛋白

糖化血红蛋白是用于评估糖尿病患者的血糖控制情况的重要指标，其正常值为 4% ～ 6%。我国糖尿病指南要求，糖尿病患者应将糖化血红蛋白控制在 6.5% 以下。由于糖化血红蛋白的浓度可以反映过去 2 ～ 3 个月内的平均血糖水平，因此可以更准确地评估糖尿病患者的血糖控制情况，尤其是那些难以监测血糖水平的患者。

控制糖尿病患者的血糖水平可以减少并发症的风险，如心脏病、肾病、神经病变等。通过测量糖化血红蛋白浓度，医生可以更好地评估患者的血糖控制情况，并为患者制订更有效的治疗计划，以达到更好地控制糖尿病的目的。

（二）糖耐量试验

糖耐量试验（OGTT）是诊断糖尿病的一种实验室检查方法，一般用于怀疑患有糖尿病，而单凭血糖化验结果又不能确诊的患者。

对已确诊糖尿病的患者，需对其血糖分泌峰值、胰岛素分泌功能、C 肽等做全面了解时，也需要做糖耐量试验。

人体对其所摄入的葡萄糖的处置调控能力称为“葡萄糖耐量”，即血糖浓度在摄入葡萄糖后的变化程度。葡萄糖耐量通常是通过糖耐量试验来测定的。该测试需要在空腹状态下饮用一定量的含葡萄糖的溶液，然后在几个小时内多次测量血糖水平，以评估人体对葡萄糖的处理能力。

正常情况下，人体在进食后会产生胰岛素，胰岛素可以将血糖转化为能量或储存为肝糖原。如果人体对葡萄糖的处理能力受损，血糖水平就会升高，导致糖尿病和其他代谢性疾病的风险增加。

葡萄糖耐量测试可以帮助医生评估人体对葡萄糖的处理能力，以及诊断糖尿病和胰岛素抵抗症。对于已经被诊断为糖尿病的患者，葡萄糖耐量测试可以帮助医生检测治疗的有效性。

正常人的糖调节机制完好，无论进食多少，血糖都能保持在一个比较稳定的范围内，即使一次性摄入大量的糖分，血糖浓度也只是暂时性轻度升高，并且很快（2 ～ 3h）便可恢复到正常水平，说明正常人对葡萄糖有很强的耐受能力，即葡萄糖耐量正常（“耐糖现象”）。

糖耐量异常现象是指人体对葡萄糖的处理能力出现异常，即血糖水平在进食后的变化异常。主要表现如下。①空腹血糖水平高于正常范围，但不足以诊断为糖尿病。②在糖耐量试验中，2h 后血糖水平高于正常范围，但不足以诊断为糖尿病。

糖耐量异常现象通常是糖尿病和胰岛素抵抗症的早期症状。如果不加以控制和治疗，糖耐量异常现象可能会逐渐发展为糖尿病和其他代谢性疾病。

对于糖耐量异常现象的治疗，首先需要改变生活方式，如控制饮食、增加运动量等。如果这些措施不足以控制糖耐量异常现象，可能需要药物治疗。同时，定期检查血糖水平，以便及早发现并处理任何异常。

OGTT 是一种葡萄糖负荷试验，可以检测机体对血糖的调节能力，判断受检者是否存在糖调节异常及糖尿病。换言之，OGTT 主要用于糖尿病前期的筛查以及糖尿病的诊断。

如何做糖耐量试验：嘱患者空腹 8 ～ 10h，在 8:00 之前空腹静脉取血后，于 3 ～ 5min 内喝下葡萄糖溶液（75g 葡萄糖溶于 250 ～ 300mL 温水），从喝第一口开始计时，分别于 30min、60min、120min 及 180min 时静脉取血送检，分别测定上述 5 个时间点的血糖值。

（三）糖尿病自身抗体检测

1. 自身抗体与糖尿病的关系

依据病因不同，糖尿病可分为 1 型糖尿病、2 型糖尿病、妊娠糖尿病和其他特殊类型糖尿病。其中 1 型糖尿病的发生与自身免疫有关，与自身抗体关系密切。1 型糖尿病患者体内常常存在针对正常胰岛 β 细胞的自身抗体，导致胰岛 β 细胞被破坏，胰岛素分泌不足，最终引发糖尿病。2 型糖尿病与自身抗体无关，主要是由于遗传、不良生活方式等原因，导致身体对胰岛素的敏感性降低，胰岛素作用不足，机体需要代偿性更多的胰岛素才能够使得血糖稳定，是胰岛素分泌能力相对不足所致。

2. 目前临床常用糖尿病自身抗体有哪些？

糖尿病自身抗体是指一些自身免疫反应中产生的抗体，它们与糖尿病的发生和病情进展密切相关。目前已知的糖尿病自身抗体如下。

（1）抗胰岛素抗体（IAA）：这是最早发现的糖尿病自身抗体之一，它与胰岛素分子结合，导致胰岛素的降解和失活。

（2）抗胰岛细胞抗体（ICA）：这是一种针对胰岛细胞的抗体，可以识别和攻击胰岛细胞，导致胰岛细胞功能受损和死亡。

（3）抗谷氨酸脱羧酶抗体（GADA）：这是一种针对谷氨酸脱羧酶的抗体，可以干扰胰岛素的合成和分泌，从而导致血糖升高。

（4）抗锌转运蛋白 8 抗体（ZnT8A）：这是一种针对锌转运蛋白的抗体，该蛋白在胰岛细胞中参与胰岛素的合成和分泌过程。

这些自身抗体的出现通常与 1 型糖尿病的发生和病情进展有关，其中抗胰岛细胞抗体和抗谷氨酸脱羧酶抗体的阳性率较高，具有较高的预测价值。因此，在 1 型糖尿病的诊断和治疗中，检测这些自身抗体可以帮助医生更好地评估病情和制订治疗方案。

3. 糖尿病自身抗体检测意义

（1）糖尿病临床分型，指导合理用药：依据病因不同，糖尿病分为多种类型，每种类型又可细分为许多亚型，不同类型的糖尿病在治疗选药以及病情预后等方面均有不同。因此，对已确诊的糖尿病患者进行正确临床分型显得尤为重要。

（2）在高危人群中筛查 1 型糖尿病：对 1 型糖尿病高危人群（主要指患者的 1 级亲属）做糖尿病自身抗体检测，可以早期筛查 1 型糖尿病，提早干预。

（3）预测 β 细胞功能衰竭：一般说来，糖尿病初诊时，如果检查患者有多种抗体阳性而且抗体滴度较高，则预示该患者胰岛功能衰竭速度较快。

（4）预测临床疗效：患者胰岛移植后，若血清抗体由阴转阳或滴度上升，提示胰岛移植引起了自身抗原再次暴露给免疫系统，诱发自身免疫反应，此类患者移植成功率低；反之，则移植成功率较高。

另外，在对 1 型糖尿病用免疫抑制剂（如环孢霉素等）实施免疫治疗时，自身抗体滴度下降，说明免疫抑制治疗有效，可在一定程度上阻断自身免疫对胰岛 β 细胞的破坏。

4. 哪些人需要检测糖尿病相关自身抗体

（1）早发 2 型糖尿病：2 型糖尿病通常 40 岁以上起病，小于 35 岁的糖尿病患者，尤其是小于 25 岁的糖尿病患者均应检查相关抗体除外 1 型糖尿病。

（2）酮症起病的糖尿病。

（3）合并自身免疫性疾病的糖尿病患者。

（4）起病时无明显肥胖的糖尿病患者。

（5）胰岛素治疗的患者反复出现不明原因的低血糖。

（夏思源）

第八节　肿瘤标志物

肿瘤标志物是指由肿瘤细胞本身合成、释放，或由机体对肿瘤细胞反应而产生的标志肿瘤细胞存在和生长的一类物质。主要包括蛋白质、激素、酶、多肽等。这些物质在正常的成人体内应检测不到或含量很低。

这里特别建议下列人群（满足一项）在健康体检项目中增加肿瘤标志物相关检测：①年龄 45 岁以上；②有不良生活习惯，如长期吸烟，酗酒等；③有恶性肿瘤家族史；④有长期慢性疾病，如乙肝、胃溃疡、肠炎等；⑤长期 HPV 高危型阳性，液基薄层细胞检测（TCT）有非典型鳞状上皮细胞；⑥长期接触一些有害物质的人群。

一、肺部肿瘤标志物

（一）鳞状细胞癌相关抗原（SCC）

是肺鳞癌较特异的标志物，肺鳞癌患者血清阳性率为40%～55%，在其他类型的鳞癌如宫颈癌、皮肤癌等中也有较好的表达，而在其他类型的肺癌中阳性率极低，是特异性较好的鳞癌肿瘤标志物。其含量的增高主要取决于肿瘤细胞的内在特性，其次为肿瘤组织的大小。此外，肝肾功能不良时SCC也会升高。

（二）细胞角质蛋白19片段（CYFRA21-1）

为细胞结构蛋白，主要分布于单、复层上皮细胞内，对不同组织类型的癌细胞表达强度不同，鳞状细胞癌最强，腺癌其次，是非小细胞肺癌最灵敏的肿瘤标志物，对非小细胞肺癌的早期发现、疗效监测和预后观察均有重要价值。

（三）神经元特异性烯醇化酶（NSE）

是最经典的诊断小细胞肺癌的肿瘤标志物，血清NSE是神经元和神经内分泌细胞所特有的一种酸性蛋白酶，除作为小细胞肺癌的常规标志物外，在神经母细胞瘤、甲状腺髓质癌等疾病中均有不同程度的升高，由于其也存在于红细胞胞浆中，所以容易受溶血等因素的影响。

（四）胃泌素释放肽前体（ProGRP）

是一种在血清中可稳定存在的，极其高效的小细胞肺癌肿瘤标志物，在多种神经内分泌源性肿瘤中含量升高，其中包括小细胞肺癌、类癌、具有神经内分泌特征的未分化大细胞癌。肾功能不良时ProGRP也会升高，但其不受标本溶血影响，可与NSE优势互补，对于小细胞肺癌的诊断具有高度敏感性及特异性，良性疾病及其他恶性肿瘤患者ProGRP的释放量极少。ProGRP是监测治疗效果较好的指标，治疗过程及治疗后定期检测其浓度，有助于判断疗效及预测复发。

（五）糖类抗原 19–9（CA19–9）、糖类抗原 125（CA125）

CA19–9、CA125 是肺腺癌较为敏感的标志物，由于在血液循环中速度较快，敏感性高，更易于治疗过程中进行疗效的观察，由于二者具有一定的交叉性，联合检测 CA19–9 与 CA125 可起到互补作用，提高阳性检出率。

二、消化道肿瘤标志物

（一）癌胚抗原（CEA）

CEA 是比较广谱的肿瘤标志物，它能反映出多种肿瘤的存在，对大肠癌、胰腺癌、乳腺癌和肺癌等有一定的筛查意义。此外，吸烟、妊娠等因素以及心血管疾病、糖尿病、非特异性结肠炎等疾病，也可能导致血清 CEA 的升高。

（二）糖类抗原 19–9（CA19–9）

CA19–9 是一种与腺癌有关的抗原物质。CA19–9 升高多见于胰腺癌，也可见于结肠癌、肝癌、胆囊癌。最近发现，CA19–9 升高，也可见于肺癌、卵巢癌。需要说明的是，CA19–9 升高并不代表就患上了癌症，CA19–9 升高的原因非常多，需要医生结合其他症状体征、影像学检查及 CA19–9 的动态变化进行综合判断。

（三）糖类抗原 72–4（CA72–4）

CA72–4 是一种肿瘤相关的糖蛋白抗原物质。CA72–4 升高多见于胃癌，其他消化道肿瘤也可见升高，此外卵巢癌和非小细胞肺癌中也可见。同样，CA72–4 也不是癌细胞的独特产物，它在分泌性子宫内膜和结肠黏膜等中也有表达，所以其升高同样需要临床医生结合其他检查结果综合判断。

（四）糖类抗原 242（CA242）

CA242 是一种肿瘤相关的糖蛋白抗原物质。在正常胰腺和结直肠黏膜中低度表达。在肺癌、乳腺癌、胰腺癌及结直肠癌中表达升高，对胰腺癌和结直肠癌有较高的敏感性和特异性。结直肠癌患者术前可通过 CA242 的水平预测预后情况，术后也可用 CA242 监测结直肠癌是否复发。

三、妇科肿瘤标志物

（一）糖类抗原 125（CA125）

是一种糖蛋白被建议作为卵巢上皮癌的特异性标志物。CA125 不仅存在于卵巢浆液性上皮癌中，尚存在于下列组织中：①间皮细胞组织，包括腹膜、胸膜及心包膜；②副中肾管上皮，包括卵巢上皮癌、输卵管癌、子宫内膜癌、宫颈癌及间皮细胞瘤等。因此 CA125 不但是卵巢上皮癌的相关抗原，也与其他米勒管衍生物的良性肿瘤、子宫内膜异位症、腹膜炎性反应等有关。临床上 CA125 对卵巢癌（尤其是浆液性腺癌）的诊断、疗效监测及复发监测、随访非常有价值。结核性腹膜炎、个别子宫肌腺症、早孕和产后也有 CA125 的升高（高达 100U/mL 以上），在子宫内膜异位症、良性卵巢肿瘤、盆腔结核以及其他性质的盆腔炎等中也有异常（稍有升高但＜ 100U/mL）。

CA125 的临床应用：联合阴道超声对高危人群进行筛查；对盆腔肿块的良恶性进行鉴别诊断；应用于卵巢癌的诊断及治疗监测。

（二）人附睾蛋白 4（HE4）

是一种酸性蛋白质，是人类 E4 附睾分泌蛋白的前体。研究表明，HE4 在正常卵巢组织中低表达或几乎不表达，而在卵巢癌组织中高表达（尤其在诊断卵巢恶性肿瘤方面，HE4 特异度高达 86%），敲除卵巢癌细胞染色体上的 HE4 基因后，该细胞无法进入 S 期，进而失去癌细胞的侵袭和转移能力，因此使之成为卵巢癌肿瘤标志物的新焦点。另外，HE4 的主要优点是其在子宫内膜异位症中不升高，且其水平不受月经周期及绝经状态的影响。

HE4 的临床应用：卵巢癌早期诊断、疗效监测及预后评估；与 CA125 联检可提高卵巢癌的检出率，也可用于鉴别盆腔包块；与 CA125 双标志物水平建立卵巢恶性肿瘤风险计算法（ROMA 指数），辅助评估卵巢癌风险，鉴别卵巢良、恶性肿瘤，监测治疗效果和疾病进展。

（三）鳞状细胞癌相关抗原（SCC）

是一种糖蛋白，肿瘤相关抗原 TA-4 的亚型，属于丝氨酸蛋白酶抑制剂家族。SCC 主要用于宫颈、肺和头颈等相关部位的鳞状上皮细胞癌的辅助诊断及预后，但也可在非鳞状细胞癌（如胰腺癌等）中低表达。血清中的 SCC 浓度与鳞状细胞癌的分化程度有关，正常人血清中 SCC 水平＜ 1.5ng/mL。SCC 在进展型宫颈癌（70%）及复发的宫颈癌（90%以上）中高表达。

SCC 的临床应用：宫颈癌、肺癌（非小细胞肺癌）、皮肤癌、头颈部癌、消化道癌、卵巢癌和泌尿道肿瘤等可见 SCC 升高；宫颈癌的辅助诊断、疗效监测、预后评估及复发监测。

（四）糖类抗原 15-3（CA15-3）

是一种多形态上皮糖蛋白，是乳腺细胞上皮表面糖蛋白的变异体。CA15-3 是乳腺癌的首选标志物，但非特异，在其他肿瘤（如卵巢癌、子宫内膜癌、非小细胞肺癌等）中也可升高。

CA15-3 的临床应用：晚期和转移性乳腺癌（尤其骨转移）患者的病程监测；与 CEA 联合，可显著提高检测乳腺癌复发和转移的敏感度；联合多普勒超声及 CEA 检测，可提升乳腺癌诊断的准确性和敏感性；在子宫内膜异位症、卵巢囊肿、良性乳腺疾患等疾病中，亦出现异常。

(五)癌胚抗原(CEA)

是一个高分子量的糖蛋白，属于广谱肿瘤标记物、特异性低，主要作为多种肿瘤复发和转移的标志、用于监测及疗效的判断。CEA在正常成人的血液中很难测出，70% ~ 90%的结肠腺癌患者CEA阳性较强。在结直肠癌中，其升高与分期相关；在乳腺癌(推荐与CA15-3联检)、宫颈癌(推荐与SCC联检)、肺癌、胰腺癌及癌性胸腔积液中均明显升高。一般来说，治疗有效、病情好转时血清CEA浓度下降，病情恶化时升高。手术完全切除者，一般术后6周CEA恢复正常，无法切除而行姑息手术者，一般持续上升。

四、前列腺癌标志物

前列腺癌首选肿瘤标记物是前列腺特异性抗原(PSA)、游离PSA、前列腺癌基因3(PCA3)(尿)。PSA对前列腺癌具有高度特异性，其正常值一般小于4 ng/mL，但当PSA大于10 ng/mL时对前列腺癌具有临床诊断的显著意义。需要注意的是，良性前列腺增生和前列腺炎也会有PSA增高，这时候就需要进行游离PSA检测。

第九节　化验指标阳性

一、乙肝三系统

乙肝三系统是检测乙肝病毒感染的重要指标，检验科医生介绍，乙肝三系统的检测有两种类型，一种叫定性检测，也就是阳性和阴性。还有一种方法，叫乙肝三系统定量检测。乙肝三系统定量指的是通过化学发光方法检测，乙肝五项比较精确地以数值表达。

（一）什么是乙肝三系统?

所谓乙肝三系统，是指乙型肝炎病毒免疫学指标，也就是常说的乙肝五项或者乙肝两对半，即乙肝表面抗原、乙肝表面抗体、乙肝 e 抗原、乙肝 e 抗体和乙肝核心抗体。

（二）乙肝病毒的传播途径

1. 血液传播（不安全注射等）

血液传播是乙肝病毒传播的主要途径，如果接触了被乙肝病毒污染的血液，就可能感染上乙肝，感染途径有输血、血液透析、器官移植等。不过只要去正规医院，一般不会发生这类情况。此外，共用剃须刀，共用注射针头、针管等都可能感染上乙肝。

2. 母婴传播

由于医学常识的普及程度不够以及有些地区乙肝的筛查不够严格，母婴传播在我国占很大比重，慢性乙型肝炎患者中，40% ～ 50% 的患者均来源于母婴传播。而母婴传播主要发生在围产期，多为分娩时接触乙肝病毒阳性母亲的血液和体液传播。

3. 性传播

对乙肝病毒阳性患者，尤其是有多个性伴侣的患者进行无保护措施的性行为，可能增加感染风险。因为乙肝病毒阳性携带者的精液和阴道分泌物中也含有大量病毒，与之发生无保护行为就会引发感染。

乙型肝炎虽属传染性疾病，但不会通过呼吸道、消化道传播。所以，日常学习、工作和生活接触，不会传染乙肝。目前，流行病学和实验研究也没有发现乙型肝炎病毒（HBV）能经蚊虫传播。

（三）乙肝三系统报告单上的指标的意义

（1）乙肝表面抗原（HBsAg）：乙型肝炎病毒感染的标志。

（2）乙肝表面抗体（HBsAb）：是由 HBsAg 诱导产生的，被认为是一种保护性抗体，它的出现标志着能对 HBV 感染产生特异性免疫。

（3）乙肝 E 抗原（HBeAg）：是组成乙肝病毒核心的部分，它的出现是乙型肝炎的重要标志，传染性强。

（4）乙肝 E 抗体（HBeAb）：不是保护性抗体，它的出现，表明 HBV 复制减少，传染性减弱。

（5）乙肝核心抗体（HBcAb）：也不是保护性抗体。抗 –HBc 包括抗 –HBcIgM 抗体和抗 –HBcIgG 抗体。抗 –HBcIgM 抗体出现早，但消失较快，持续时间短，故化验报告单上抗 –HBcIgM 抗体阳性可作为 HBV 感染及复制的标志。

表 5–2 乙肝三系统指标

HBsAg	HBsAb	HBeAg	HBeAb	HBcAb	临床意义
+	–	+	–	+	急性或慢性乙肝，传染性强，俗称“大三阳”
+	–	–	–	+	急慢性乙肝或慢性 HBsAg 携带者
+	–	–	+	+	急性乙肝趋于恢复期或慢性乙肝，传染性弱，俗称“小三阳”
–	+	–	–	+	急性乙肝感染康复期或既往曾感染，有免疫力
–	–	–	+	+	乙肝恢复期，传染性弱
–	–	–	–	+	急性感染窗口期或既往曾感染
–	+	–	–	–	既往感染后康复或免疫接种后
–	+	–	+	+	急性乙肝康复期，开始产生免疫力
–	–	–	–	–	未感染乙肝，也不具备免疫力

（6）注意事项：HBsAb 含量在 0 ～ 10mIU/mL，表示不具有保护性，需要注射乙肝疫苗（3 针：0-1-6 方案）。HBsAb 含量在 10 ～ 100mIU/mL，表示具有保护性，但较弱，需要乙肝疫苗强化注射（1 针）。HBsAb 含量大于 100mIU/mL，表示具有很强的保护性，不需要注射乙肝疫苗。

（四）如果感染乙肝，什么时候需要抗病毒治疗

（1）血清 HBV DNA 阳性的慢性 HBV 感染者，若其 ALT 持续异常（>ULN）且排除其他原因导致的 ALT 升高，均应考虑开始抗病毒治疗。

（2）存在肝硬化的客观依据，不论 ALT 和 HBeAg 状态，只要可检测到 HBV DNA，均建议进行积极的抗病毒治疗。对于失代偿期肝硬化者，若 HBV DNA 检测不到但 HBsAg 阳性，建议行抗病毒治疗。

（3）血清 HBV DNA 阳性、ALT 正常，有下列情况之一者建议抗病毒治疗：①肝组织穿刺活检提示显著炎症和（或）纤维化 [G ≥ 2 和（或）S ≥ 2]。②有乙型肝炎肝硬化或乙型肝炎肝癌家族史且年龄 ＞ 30 岁。③ ALT 持续正常、年龄＞ 30 岁者，建议行肝纤维化无创诊断技术检查或肝组织学检查，发现存在明显肝脏炎症或纤维化。④ HBV 相关肝外表现（如 HBV 相关性肾小球肾炎等）。

二、输血前四项

（一）丙型肝炎病毒（HCV）检测的参考范围与临床意义

【参考范围】

HCV 抗体（化学发光微粒子法）0.00 ～ 1.00。

HCV 抗体（ELISA 法和金标法）阴性。

【临床意义】

HCV 抗体阳性见于急慢性丙型肝炎，表明机体感染 HCV；也

可见于丙型肝炎恢复期。如果 HCV RNA 同时阳性则表明 HCV 复制活跃。

如果 HCV RNA3 次阴性则表明丙型肝炎已治愈。

对于可疑阳性者应一个月后复查或检测 HCV RNA。HCV 抗体(化学发光微粒子法)阴性表明患者未感染 HCV。

HCV 抗体 ELISA 法特异性低于化学发光微粒子法，优于快速金标法。HCV 抗体金标法容易出现假阳性。感染的窗口期抗体可为阴性，应在 7 周后复检。

(二)人类免疫缺陷病毒(HIV)抗体检测的参考范围与临床意义

【参考范围】(方法：ELISA 法和金标法)阴性

【临床意义】

HIV 抗体阳性是 HIV 感染的重要指标之一，但是阳性报告需要 HIV 确认实验室出具，有些医院检验科为 HIV 筛查实验室，按照规定对实验有反应性的标本只能出具“HIV 抗体待复查”的报告。HIV 抗体(ELISA 法)阴性表明患者未感染 HIV。HIV 金标法灵敏度及特异性较 ELISA 法略低。感染的窗口期抗体可为阴性，应在 2 周后复检。

(三)梅毒抗体检测的参考范围与临床意义

【参考范围】(方法：ELISA 法和金标法)阴性

【临床意义】

梅毒抗体(ELISA 法)阳性表明机体有梅毒感染的可能性，可为各期梅毒，由于干扰因素较多会出现假阳性，ELISA 法有反应性的标本必须经 TPPA 实验验证。梅毒抗体(ELISA 法)阴性表明患者未感染梅毒。梅毒金标法特异性较 ELISA 法低。会出现假阳性。感染的窗口期抗体可为阴性，应在 4 周后复检。

（四）梅毒血清快速反应素（RPR）检测的参考范围与临床意义

【参考范围】（方法：RPR 法）阴性

【临床意义】

RPR 试剂为心磷脂和卵磷脂，用于检测梅毒血清快速反应素（一种抗类脂体抗体的免疫球蛋白）。RPR 阳性对梅毒一期反应敏感，对二期梅毒也有诊断价值。不经治疗者可长期阳性，接受治疗者滴度会下降或消失，部分三期梅毒患者呈阴性反应。需要注意的是 RPR 是非特异性反应，许多非梅毒疾病也会产生类脂体抗体而出现假阳性。多见于麻风、系统性红斑狼疮、支原体肺炎、慢性类风湿性关节炎等。

（五）梅毒特异抗体 TPPA 法检测的参考范围与临床意义：

【参考范围】（方法：TPPA 法）阴性

【临床意义】

梅毒特异抗体 TPPA 法：该法为乳胶凝集实验检测梅毒特异性抗体，由于稀释液中含有密螺旋体无毒株（Reiter 株）制成的吸收剂，大大减少了非特异反应，可以作为梅毒螺旋体感染的特异性验证试验。一期梅毒阳性率 50% ～ 60%。二期梅毒阳性率 99% ～ 100%。可长期存在，不适于疗效观察。假阳性见于品他、雅思等热带螺旋体感染症。

三、心脏生化指标检查

（一）心肌酶谱

心肌酶谱是对心肌酶检查，检查心肌酶主要是确定心肌缺血坏死或细胞膜通透性，某医院开展的心肌酶谱检查有 5 项，简称心肌酶谱 5 项：天门冬氨酸氨基转移酶（AST）、肌酸激酶（CK）、肌酸激酶同工酶（CK-MB）、乳酸脱氢酶（LD）、α－羟丁酸脱氢酶（HBDH）。

1. 天门冬氨酸氨基转移酶（AST）

【参考范围】15 ～ 40U/L

（1）来源：广泛存在人体各组织内，红细胞内 AST 量约为血清内的 10 倍，故轻度溶血就会使测定结果升高。

（2）时效：在急性心肌梗死发生后 6 ～ 12h 升高，24 ～ 48h 达峰值，持续 5d 或 1 周。

（3）劣势：由于存在广泛，故不具备组织特异性，而且敏感性不高（AST 诊断 AMI 敏感性 77.7%，特异性 53.3%），故单纯 AST 升高不能诊断心肌损伤，而且分子较大，6 ～ 12h 才升高，24h 才达峰值，远不能满足尽早干预，恢复血液灌注的要求，当今医学界已不主张 AST 用于 AMI 诊断。

2. 肌酸激酶（CK）

【参考范围】50 ～ 310U/L

（1）来源：主要分布在骨骼肌和心肌，其次为脑组织的细胞质和线粒体。

（2）时效：在急性心肌梗死发生后 3 ～ 8h 即明显升高，10 ～ 36h 达高峰，3 ～ 4d 恢复正常。如肌酸激酶小于参考值上限可排除急性心肌梗死，但也应除外心肌小范围损伤及心内膜下梗死等情况。

（3）优势：用于较早期诊断 AMI，也可以用于估计梗死范围大小或再梗死。CK 升高的程度与梗死的面积成正比。

（4）劣势：由于存在广泛，故不具备组织特异性，如病毒性心肌炎时，肌酸激酶明显升高。

（5）多发性肌炎和各种原因引起的骨骼肌损伤、各种插管术和术后、肌内注射氯丙嗪等，肌酸激酶均可升高。

3. 肌酸激酶同工酶（CK-MB）

【参考范围】0 ～ 24U/L

（1）来源：CK 是一种二聚体，由 M 和 B 两个亚基组成，有 3 种同工酶，CK-BB（分布在脑），CK-MB（分布在心肌），CK-MM（分布在骨骼肌）。

（2）时效：CK-MB 在 AMI 发病后 3 ～ 8h 血清中 CK、CK-MB 增高，24h 达到高峰，2 ～ 3d 恢复正常。

（3）优势：用于较早期诊断急性心肌梗死，也可以用于估计梗死范围大小或再梗死。CK-MB 对急性心肌梗死的敏感性和特异性均较高，是诊断急性心肌梗死的最佳血清酶指标，而且 CK-MB 高峰出现时间是否提前，有助于判断溶栓是否成功。CK-MB 的特异性和敏感性都高于总 CK，急性心肌梗死发病后 CK-MB 持续处于高水平，说明心肌梗死在继续；若下降后又升高，提示原梗死部位在扩展或又有新的梗死出现。故 CK-MB 和 CK 常同时测定，这样更有助于疾病的诊断和病情进展的分析。

（4）劣势：肌营养不良，多发性肌炎 CK-MB 活性也升高，故 CK-MB 虽可用于急性心肌梗死早期诊断，但相较于 cTnT 特异性仍较差，特别难以与骨骼肌疾病、损伤鉴别，对心肌微小损伤不敏感。且早期诊断阳性率不高，急性心肌梗死患者入院后 6h 内，总 CK 活性最佳临界点仅能达到 58% 的敏感性和 62% 的特异性；心绞痛、心包炎、慢性心房颤动、心脏手术、冠状动脉造影也有 CK-MB 的升高；肌营养不良、多发性肌炎、肌萎缩、挤压综合征、肌内注射等，CK-MB 也可轻微升高。

4. 乳酸脱氢酶（LDH）

【参考范围】180 ～ 430U/L

（1）来源：LDH 是葡萄糖无氧酵解中调节丙酮酸转化为乳酸的

关键酶，广泛存在于红细胞、血小板等细胞的胞质和线粒体中，LD是分子量135KD的四聚体，由M型和H型亚单位构成5种同工酶：H4（LD1）、MH3（LD2）、M2H2（LD3）、M3H（LD4）、M4（LD5）。

（2）时效：在诊断急性心肌梗死时，LDH水平的升高常于发作后6～10h，2～3d达高峰，1～2周恢复正常。如果连续测定LDH，对于就诊较迟CK已经恢复正常的急性心肌梗死患者有一定的参考价值，故临床上常作为CK-MB的补充检测。

（3）优势：急性心肌梗死发作早期，血清中LD1和LD2活性均增高，但LD1增高更早，更显著，导致LD1/LD2比值升高。因而LD1/LD2≥1作为诊断心肌梗死的特异性指标。

（4）劣势：同样因其广泛分布于各个组织中，故特异性不高。

5. α-羟丁酸脱氢酶（HBDH）

【参考范围】74～140U/L

（1）来源：主要存在于人的心肌、肾和红细胞中。α-羟丁酸脱氢酶不是一个特异的酶，它是含有H亚单位的LD1和LD2的总称。α-羟丁酸脱氢酶有较高亲和力，含H亚单位的LD同工酶可催化α-羟丁酸脱氢。所以α-羟丁酸脱氢酶可以代表除LD5外的其他同工酶（主要LD1和LD2）活性。

（2）时效及劣势：血中升高时间较迟，同工酶检测周期较长，特异性低，血中升高持续时间长，并且溶栓时多伴有溶血，不能用于再灌注。

（二）心肌标志物

急性心肌损伤是临床上极为常见的疾病，包括急性冠状动脉综合征（ACS）、各种急性心肌梗死（AMI）、不稳定型心绞痛和心肌炎等，严重危害人类健康和生活质量。

心肌梗死，是指在冠状动脉病变的基础上，发生冠状动脉血供急剧减少或中断，引起相应的心肌严重而持久的急性缺血性坏死。临床表现呈突发性，剧烈而持久的胸骨后疼痛，特征性心电图动态衍变及心脏标志物的增高，可发生心律失常、心力衰竭、休克等合并症，常可危及生命，而绝大多数人心肌梗死的症状是胸痛和胸闷憋气。其诱因一般为过度疲劳、情绪激动、暴饮暴食、大手术后或大出血休克等。年龄上，45 ～ 60 岁男性是患心肌梗死的高危人群。

近年来肌酸激酶同工酶 MB、心肌肌钙蛋白、肌红蛋白三项指标的组合多被称为“心梗三项”。

1. 肌红蛋白（MB）

存在于心脏骨骼的横纹肌中。当肌细胞受损时，肌红蛋白很快释放到血液中。肌红蛋白是目前公认的较好的早期心肌损伤标志物，在发病 1 ～ 3h 即可出现异常增高。

MB 虽然心肌特异性不高，但心肌梗死后迅速地从坏死的心肌中释放出来，具有高度的敏感性。MB 阴性特别有助于排除 AMI 的诊断。由于 MB 在血中半衰期短，有助于观察 AMI 病程中有无再梗死发生以及梗死有无扩展。MB 还是 AMI 溶栓治疗中评价再灌注与否的较敏感而准确的指标。

2. 肌酸激酶同工酶 MB（CK-MB）

肌酸激酶（CK）有 4 种同工酶形式：肌肉型（MM）、脑型（BB）、杂化型（MB）和线粒体型（MiMi）。MB 型主要存在于心肌细胞中，即 CK-MB（creatine kinase-MB）。当心肌损伤时，CK-MB 立刻被释放入血液循环，在心肌损伤后 3 ～ 4h 开始升高，48 ～ 72h 降至正常范围。

CK-MB 属于传统的实验室“心肌酶谱”项目，在 20 世纪 70 年代被认为是诊断 AMI 的“金标准”，但是其检测的是酶的活性（单位 U/L），酶学检测的特异性较差，容易受到 CK-BB、CK-MM 等亚基及巨 CK 的干扰，使结果偏高出现假阳性。近年来，有条件的实验室应检测

CK-MB 质量，质量的测定避免了其他亚型的干扰，特异性较高。

第三版“心肌梗死全球定义”建议，CK-MB 应作为心肌肌钙蛋白的替代，当不能检测心肌肌钙蛋白时使用 CK-MB。有些 CK-MB 正常但心肌肌钙蛋白已升高的患者心脏事件的风险较高。所以 CK-MB 联合 cTn 检测对临床有更好的指导。

心肌梗死的早期（3 ～ 6d），若出现 CK-MB 水平的再次升高，则提示再发心肌梗死或梗死面积的扩大，而这一时间正好是 cTn 诊断心肌梗死的“盲区”

3. 心肌肌钙蛋白 I（cTnI）

心脏横纹肌收缩中起主要调节作用的蛋白质。有 3 个亚基：与原肌球蛋白结合的肌钙蛋白 T、调节肌动蛋白 ATP 酶活性的肌钙蛋白 I 和钙结合的肌钙蛋白 C。

cTnI 和 cTnT 的临床应用价值相同，不需要同时检测。cTnI 是一种通常存在于肌肉组织中的蛋白质，由于 cTnI 在组成上有着独特的氨基酸序列（N- 端比横纹肌多 31 个氨基酸），骨骼肌、肝、肾等细胞破坏均不影响其结果的判断，因此 cTnI 具有良好的特异性。

心肌肌钙蛋白是目前诊断心肌损伤或坏死特异性最强和灵敏度较高的生物标志物，是目前诊断 AMI 最好的确定标志物，在 ACS 危险分层中也有重要的临床意义。健康人血内不含或含极低量的 cTnI，当心肌缺血缺氧，发生变性坏死，细胞膜破损，cTnI 弥散进入细胞间质，较早地出现在外周血中。在发病后 4 ～ 6h 外周血中 cTnI 出现，12 ～ 48h 达到高峰。在严重 MI 出现后，血浆 cTnI 保持高水平，cTnI 持续 4 ～ 10d，有很长的诊断窗口期。

心肌损伤标志物三项联用的意义：cTnI、MB、CK-MB 三个心脏标志物的临床价值各不相同（表 5-3），如果单一检测某个指标，对 AMI 的检测是不够的。使用 cTnI、MB、CK-MB 三合一联合检测，可以提高在心脏疾病诊断中的早期敏感性和晚期特异性。

早期敏感性高：在症状发生 6h 之内血液浓度能够肯定性增加。

晚期特异性高：在症状发生的 6 ～ 9h 后血液浓度还可能升高。

表 5-3　MB、CK-MB、cTnI 的临床价值

项目	心肌损伤标志物		
特性	MB	CK-MB	cTnI
升高时间	1 ～ 3h	3 ～ 4h	4 ～ 6h
达峰时间	4 ～ 8h	8 ～ 24h	12 ～ 48h
恢复正常时间	20 ～ 36h	48 ～ 72h	5 ～ 10d
临床意义	心肌损伤发生 6h 以内的心肌损伤标志物中，MB 是目前最好的早期标志物。AMI 复发检测较敏感指标。主要用于早期 AMI 的阴性排除诊断	广泛用于临床对心肌损伤及不稳定心绞痛的检测，是临床医生诊断 AMI 最信赖的指标之一，心肌损伤后介入治疗和非 ST 段抬高心肌梗死标志物	目前诊断心肌损伤、坏死特异性最强和灵敏性较高的生物标志物，在 ACS 的危险分层中也有重要的临床应用价值，是目前诊断心肌损伤的“金标准”

“心梗三项”是目前临床上比较认可的心肌损伤标志物联合检测项目，大量临床文献报道使用 3 项联合来进行心肌损伤的诊断，对于诊断心肌梗死、评价溶栓治疗的效果、评价再栓塞与栓塞的范围及危险程度都具有重要的意义。

对于疑似 ACS 患者，应动态联合监测该三项心脏标志物的变化，以提高诊断的敏感性和特异性。

（三）B 型钠尿肽

B 型尿钠肽（BNP）是由心肌细胞合成的具有生物学活性的天然激素，主要在心室表达，同时也存在于脑组织中。当左心室功能不

全时，由于心肌扩张而快速合成释放入血，有助于调节心脏功能。

BNP 作为心衰定量标志物，不仅反映左心室收缩功能障碍，也反映左心室舒张功能障碍、瓣膜功能障碍和右心室功能障碍情况。BNP 参考范围为 0 ～ 100ng/mL；TAT 时间为 30min。

排除心衰的界限：BNP<100 ng/L、NT-proBNP<300 ng/L 通常可排除急性心衰，BNP<35 ng/L、NT-proBNP<125 ng/L 时通常可排除慢性心衰。

诊断急性心衰的界值：BNP ＞ 500ng/L，NT-proBNP 根据年龄分层设定诊断界值：50 岁以下的成人 NT-proBNP 血浆浓度＞ 450ng/L，50 岁以上＞ 900ng/L，75 岁以上应该＞ 1800ng/L。

心衰的预后评估及危险分层：急性心衰患者入院时 BNP/NT-proBNP 水平越高，短期和长期都不良临床事件发生风险越高，慢性心衰患者定期连续监测价值更大，检测值长期稳定提示心衰进展风险低，检测值升高预示心衰恶化，需更密切的临床监测和随访。

1. 引起结果增高但非心衰的原因？

（1）肾功能不全：BNP 和 NT-proBNP 也是通过肾脏代谢和排泄的，但肾功能不全对二者的影响存在一定的差异。BNP 分子量较小，除了肾脏清除之外，还可通过血中的中性内切酶和蛋白酶清除，而 NT-proBNP 主要由肾脏等器官清除和排泄。因此，肾功能不全对 NT-proBNP 的影响大于 BNP。根据我国心力衰竭指南推荐，普通人群诊断急性心衰的 NT-proBNP 的界值为 300ng/L，而肾功能不全（肾小球滤过率＜ 60mL/min）时应＞ 1200ng/L。

（2）年龄：BNP 水平在高龄患者中呈增高的趋势，其原因可能与高龄所致的肾功能下降、心肌顺应性下降及心脏质量增加等因素有关。

（3）房颤：房颤患者体内 BNP 的水平显著高于正常窦性心律人群，且心房组织的 BNP 浓度显著高于心室组织，表明房颤患者 BNP 水平升高主要源于心房组织。房颤与心衰这两种疾病具有相互促进的关系，两者常常合并存在，因此房颤患者体内 BNP 水平升高并不难理解。

（4）炎症和肿瘤：当人体存在炎症反应或者合并肿瘤时，在炎症因子的刺激下，体内 BNP 的合成和释放增加，这种效应可独立于心衰所导致的血流动力学改变。

（5）甲亢：甲亢不合并心衰的患者中，BNP 水平可升高数倍，在功能恢复正常后 BNP 水平可随之下降。与炎症因子的效应类似，甲状腺激素也可直接刺激体内 BNP 的合成和释放。

（6）药物：应用某些药物（如沙库巴曲缬沙坦和重组人脑利钠肽等）时也会导致体内 BNP 水平升高，但不影响 NT-proBNP。因此，应用上述药物的患者，应检测 NT-proBNP。

（7）IgG 结合后导致巨 proBNP 血症：罕见情况下，体内的 γ 免疫蛋白（IgG）可以和 proBNP 的 N 末端结合，形成分子量高达 160 000Da 的结合物，不容易在体内被清除，因此在检测时出现 BNP 极端升高而不符合临床表现的情况。解决方案是检测心房利钠肽（ANP），若 BNP 水平远大于 ANP，应考虑存在巨 proBNP 血症的可能。

2. 引起 BNP 水平可能偏低的原因有哪些

（1）肥胖。肥胖导致 BNP 水平下降可能机制：①肥胖患者存在胰岛素抵抗，抑制体内两者的合成和分泌；②肥胖者脂肪细胞可表达 BNP 的两种受体 NPR-A 和 NPR-C，促进 BNP 的代谢。

（2）心包积液和限制性心包炎：BNP 的合成、分泌与心肌组织张力增高有关，心衰引起的液体潴留是导致心肌组织张力增高的主要病因。当心包存在积液或者限制性心包炎时，心肌组织扩张受限。

因此，心包积液和限制性心包炎的患者，虽然心脏功能严重下降，但 BNP 升高却不明显。

（3）处于急性肺水肿或急性心肌梗死的早期：在心衰加重或者 AMI 的早期（1.5h 以内），BNP 水平的变化可不明显，这是由于 BNP 基因的表达、转录、合成和分泌等过程需要一定的时间，过早检测没有真正反映病情的严重性。

总结：BNP 是一个心衰的很好的标志物，但是也需要根据临床症状、体征、ECG、超声、放射线的检查综合判断，并且需要排除其他影响实验室检测的原因。

四、甲状腺功能

（一）促甲状腺激素

TSH 是测试甲状腺功能的非常敏感的特异性指标，游离甲状腺浓度的微小变化就会带来 TSH 浓度的显著调整，特别适合于早期检测或排除下丘脑－垂体－甲状腺中枢调节环路的功能紊乱。TSH 是甲状腺癌术后或放疗以后采用甲状腺素抑制治疗监测的重要指标。也是妊娠甲状腺疾病重要监测指标之一。

增高：原发性甲减，垂体 TSH 瘤，亚急性甲状腺炎恢复期，亚临床甲减，慢性淋巴细胞性甲状腺炎等。

降低：甲亢，亚临床甲亢，第三性（下丘脑性）甲减，药物（糖皮质激素），库欣综合征，肢端肥大症等。

（二）三碘甲状腺原氨酸（T_3）

T_3 是甲状腺激素对各种靶器官作用的主要激素。T_3 是查明早期甲亢、监控复发性甲亢的重要指标。T_3 测定也可用于 T_3 型甲亢的查明和假性甲状腺毒症的诊断。

增高：甲亢，T_3 型甲亢，高 TBG 血症，医源性甲亢，甲亢治疗

中及甲减早期 T_3 呈相对性增高，亚急性甲状腺炎等。

降低：甲减，低 T_3 综合征（见于各种严重感染，慢性心、肾、肝、肺功能衰竭，慢性消耗性疾病等），低 TBG 血症等。

（三）四碘甲状腺原氨酸（T_4）

T_4 是甲状腺分泌最多的激素，T_4 的代谢调节同 T_3 一样，也受下丘脑－垂体前叶－甲状腺轴的控制。T_4 的生物活性低于 T_3。

增高：甲亢，T_4 型甲亢，高 TBG 血症（妊娠，口服雌激素及口服避孕药，家族性），亚急性甲状腺炎，甲状腺激素不敏感综合征，药物（胺碘酮、造影剂等），高原反应。

降低：甲减，地方性甲状腺肿，低 TBG 血症（肾病综合征，慢性肝病，蛋白丢失性肠病，遗传性低 TBG 血症等），慢性淋巴细胞性甲状腺炎早期，危重患者。

（四）游离甲状腺素（FT_4）

游离甲状腺激素是甲状腺代谢状态的真实反映，包括 FT_3、FT_4，FT_3、FT_4 测定的优点是不受其结合蛋白质浓度和结合特性变化的影响，因此不需要另外测定结合参数，是反应甲状腺功能最为灵敏和最有价值的指标。TSH、FT_3 和 FT_4 三项联检，常用以确认甲亢或甲低，以及追踪疗效。

增高：甲亢，T_4 型甲亢，甲亢危象，甲状腺激素不敏感综合征，无痛性甲状腺炎，低 T_3 综合征，药物（胺碘酮），非甲状腺疾病（急性发热、危重患者等）。

降低：甲减，亚临床甲减，甲亢治疗中，肾病综合征，药物（糖皮质激素等）。

相关功能指标与疾病见表 5–4。

表 5-4 甲状腺激素指标与疾病

常见疾病	甲状腺激素					致病原因
	TT_3	TT_4	FT_3	FT_4	TSH	
甲亢	↑	↑	↑	↑	↓	多与碘过量有关
垂体性甲亢	↑	↑	↑	↑	↑	与脑垂体病变有关
T_3 型甲亢	↑	—	↑	—	↓	多发于缺碘地区
T_4 型甲亢	—	↑	—	↑	↓	碘摄入过多
亚临床甲亢	—	—	—	—	↓	提示即将发生甲亢
甲减	↓	↓	↓	↓	↑	缺碘或甲状腺炎自身免疫疾病
亚临床甲减	—	—	—	—	↑	提示即将发生甲减
垂体性甲减	↓	↓	↓	↓	↓	与脑垂体病变有关

（五）游离三碘甲腺原氨酸（FT_3）

减少：甲减，低 T_3 综合征，甲亢治疗中，药物（糖皮质激素、多巴胺等）。

增加：甲亢，亚临床甲亢，T_3 型甲亢，甲状腺激素不敏感综合征，结节性甲状腺肿等。

（六）甲状腺球蛋白抗体（TgAb）

TgAb 是甲状腺疾病中首先发现的自身抗体，具有高度种属特异性，是诊断自身免疫甲状腺疾病（AITD）常用指标。

TgAb 升高意义：①诊断慢性淋巴细胞性甲状腺炎，阳性率约 80%；②诊断 Graves 病，阳性率约 60%；③诊断甲亢患者，TgAb 阳性且滴度较高，提示抗甲状腺药物效果不佳，停药后易复发；④诊断非甲状腺疾病，如类风湿、SLE 等有一定阳性率。

（七）抗甲状腺过氧化物酶抗体（TPOAb）

甲状腺过氧化物酶（TPO）是甲状腺激素合成过程的关键酶，

TPOAb 直接对抗甲状腺过氧化物酶（TPO），与甲状腺组织免疫性损伤密切相关，是引起甲减的主要原因之一。TPOAb 与自身免疫性甲状腺疾病（AITD）的发生、发展密切相关，可通过细胞介导和抗体依赖的细胞毒作用使甲状腺激素分泌不足造成自身免疫相关的甲减，已成为诊断甲状腺自身免疫性疾病的首选指标。

TPOAb 升高意义：①诊断桥本氏病（HD）和毒性弥漫性甲状腺肿（Graves 病）；②预测孕妇产后甲状腺功能障碍的发生，阳性者易出现甲减；③对可疑甲减患者，若 TPOAb 升高，有助于原发和继发甲减的鉴别；④产后甲状腺炎，萎缩性甲状腺、部分结节性甲状腺肿患者，某些自身免疫性疾病如类风湿疾病、系统性红斑狼疮可见 TPOAb 升高。

（八）促甲状腺激素受体抗体（TRAb）

TRAb 又分为两类：甲状腺刺激抗体（TSAb）和促甲状腺激素刺激阻断性抗体（TSBAb），前者是导致 Graves 病的主要原因，后者可能引起甲减。

TRAb 阳性意义：①诊断 Graves 病阳性率达 90% 以上；②桥本氏甲状腺炎阳性率 50% 左右；③预测新生儿甲亢，TRAb 可通过胎盘进入胎儿体内，引起新生儿甲亢；④抗甲状腺药物监测：治疗后 TRAb 逐渐下降，治疗有效。

五、贫血检查

贫血三项是指叶酸（FA）/ 维生素 B_{12}/ 血清铁蛋白（SF），这 3 项血清学检测可对贫血原因和贫血类型做出全面评估，辅助临床对贫血患者做出早期诊断和治疗。

（一）叶酸

叶酸是一种水溶性维生素，又叫维生素 B_{11}、抗贫血因子、VBe、叶酸等，参与了许多化合物的生成和代谢。在蛋白质合成及细胞分裂与生长过程中具有重要作用。

【参考区间】>6.8 nmol/L。

【血清叶酸检测的临床意义】

1. 叶酸减少

叶酸减少常见于以下情况。

（1）巨幼细胞性贫血的诊断：叶酸缺乏可影响 DNA 合成，造成细胞核成熟和分裂障碍，发生巨幼细胞性贫血。

（2）摄入不足或需要量增加：摄入量不足（妊娠期、哺乳期、婴幼儿期等）；需求量增加（恶性肿瘤、甲亢）等。

（3）肠道吸收不良：如小肠吸收不良综合征、短肠综合征、小肠麻痹等。

2. 叶酸增加

叶酸增加常见于缺铁性贫血、慢性炎症、恶性肿瘤所造成的贫血，FA 可在正常范围或升高。

3. 注意事项

很多人叶酸缺乏不是因为叶酸补得不够，而是因为先天性的叶酸代谢基因突变，所导致 5- 甲基四氢叶酸合成不足的问题。

合成叶酸在代谢过程中会受到叶酸代谢基因的影响，导致不能很好地转化为人体直接吸收利用的 5- 甲基四氢叶酸，而存在叶酸代谢基因变异的人群在中国占到了 78.4%，所以建议这部分人群直接补充果蔬甲基叶酸。

（二）维生素 B_{12}

维生素 B_{12} 又称钴胺素，B 族维生素之一。维生素 B_{12} 是一种人体重要的营养素，主要生理功能是参与制造骨髓红细胞，防止恶性贫血；防止大脑神经受到破坏。维生素 B_{12} 缺乏时，主要影响造血系统和神经系统异常。

【参考区间】133 ～ 675 pmol/L。

1. 维生素 B_{12} 减少

维生素 B_{12} 减少常见于以下情况。

（1）巨幼细胞贫血，胃黏膜“内因子”蛋白缺乏所致的恶性贫血，恶性肿瘤所致的继发贫血。

（2）其他如胃、肠切除术后，肠炎、长期吃素者均影响维生素 B_{12} 吸收、摄取，使维生素 B_{12} 降低。

2. 维生素 B_{12} 增加

维生素 B_{12} 增加常见于以下情况。

（1）白血病：血中维生素 B_{12} 含量是正常值近 10 倍，可能与白血病细胞大量破坏释放维生素 B_{12} 有关。

（2）骨髓增生异常综合征、慢性粒细胞性白血病、真红细胞增多症、各类肝病等。

（三）血清铁蛋白

铁蛋白是一种棕色的含铁蛋白质复合物，主要在肝脏合成。它反映肝脏储铁总量及机体营养状态，是检测缺铁和铁负荷过多疾病的有效指标。

由于铁缺乏出现在贫血发生之前，及时测定铁蛋白对预防贫血十分重要。2014 年妊娠期铁缺乏和缺铁性贫血诊治指南建议，血清铁蛋白浓度＜ 20 μg/L 诊断铁缺乏。

【参考区间】男性：23.9 ～ 336.2 ng/mL。女性：11.0 ～ 306.8 ng/mL。

1. 血清铁蛋白增加

血清铁蛋白增加常见于以下情况。

（1）体内贮存铁增加：原发性血色病、继发性铁负荷过大。

（2）铁蛋白合成增加：炎症、肿瘤、白血病、甲亢等。

（3）贫血：溶血性贫血、再生障碍性贫血、恶性贫血。

（4）组织释放增加：肝坏死、慢性肝病等。

2. 血清铁蛋白减少

血清铁蛋白减少常见于缺铁性贫血、失血性贫血、慢性贫血、长期腹泻、营养不良等。

3. 注意事项

铁蛋白检测指标低的人群，代表体内储存铁已经被消耗，需注意补充铁。含铁比较丰富的食物有红肉、动物肝脏、动物血等及含铁的营养制剂。

（谢　霖）

第六章 核医学检查

第一节 PET-CT 检查

正电子发射断层成像（positron emission tomography，PET），是核医学中领域比较先进的临床检查影像技术。计算机断层扫描（computed tomography，CT）是一种医学影像技术，通过计算机对多层次的 X 线影像进行处理和重建，生成高分辨率的三维图像，CT 扫描可以帮助医生检测和诊断多种疾病，如肿瘤、骨折、内出血等。

PET-CT 结合了 PET 和 CT 两种成像技术，能够同时获得患者的代谢和解剖信息，可以在一个扫描中提供更准确、更全面的诊断结果。

PET-CT 检查还需要在扫描前注射一种显影药物，目前常用的是氟代脱氧葡萄糖，即 18F-FDG，这种药物会进入到各个组织器官的细胞中参与细胞能量代谢，作为一种分子影像探针，标记出局部组织器官的代谢活跃程度。由于肿瘤、炎症等病变部位代谢活跃程度常远高于正常组织器官，因此可以通过 PET-CT 结果，来排查肿瘤性病变。

一、PET-CT 在健康查体中的应用

近些年，随着生活水平的提高，人们的自我保健意识逐渐增强，对健康体检就有了更高的要求。PET-CT 能早期发现严重危害生命的肿瘤。尤其是对于恶性肿瘤来说，在病变早期往往无明显不适的症状，致使大多数患者就诊时已发展到中晚期，使临床无法达到“早发现、早诊断、早治疗”的目的。PET-CT 广泛应用于 40 岁以上人群的健康查体，并成功解决了这一问题，使许多肿瘤患者因为早期诊断而得到治愈。

二、PET-CT 的临床应用

肿瘤诊断和治疗监测：PET-CT 可以检测出体内的肿瘤细胞，帮助医生确定肿瘤位置、大小以及形态，还可以评估治疗的效果以及预测肿瘤的复发。

心血管疾病诊断和治疗监测：PET-CT 可以检测心肌缺血、心肌梗死和冠状动脉狭窄等心血管疾病，还可以评估治疗的效果和冠状动脉血流动力学。

神经系统疾病诊断和治疗监测：PET-CT 可以检测出脑卒中、帕金森病、阿尔茨海默病等神经系统疾病，还可以评估治疗效果。

感染与炎症诊断：PET-CT 可以检测出感染和炎症的部位和范围，以及评估治疗效果。

三、特殊疾病要求

PET-CT 检查主要用于检测肿瘤和肿瘤的转移，但对于以下疾病有特殊要求。

甲状腺癌：①术后残留甲状腺组织。如果患者在手术后仍有残留的甲状腺组织，PET-CT 检查时可能会出现误诊，导致误判为癌

症复发。②甲状腺切除术后的副作用。甲状腺切除术后可能会影响PET-CT检查的准确性，因为PET-CT检查需要注射放射性示踪剂，而甲状腺对示踪剂的摄取率较高，如果甲状腺被切除，就可能影响示踪剂在身体内的分布，从而影响准确性。③其他因素。PET-CT检查对肝、胆囊、胃肠道等器官的放射性示踪剂的吸收情况也会产生影响。

糖尿病：①糖尿病可能影响放射性示踪剂的吸收，这些药物一般会在体内快速分布并被组织吸收，然而，糖尿病患者可能存在胰岛素抵抗或胰岛素分泌不足等问题，从而影响检查结果。②糖尿病会影响血糖水平，在注射放射性示踪剂前进行空腹或低血糖饮食控制，以确保示踪剂的吸收和分布。然而，糖尿病患者可能存在血糖控制不佳的情况，影响PET-CT检查的准确性和安全性。③糖尿病可能存在心血管疾病、肾功能损害等并发症，这些并发症会影响检查的安全性和准确性。

心脏病：①心脏病患者可能存在心脏血流不畅、心肌缺血等问题，这会影响示踪剂的分布和吸收，从而影响检查结果。②心脏病会影响心脏功能，注射示踪剂前进行心脏功能评估，以确保心脏功能正常。然而，心脏病患者存在心功能不全、心律失常等问题，会影响检查的准确性和安全性。③心脏病患者可能存在肺部疾病、肾功能损害等并发症，因此，在检查前需进行充分的评估和准备，并在医生的指导进行检查。

肝脏疾病：①肝功能损害会影响示踪剂的代谢和排泄，示踪剂一般会在体内代谢和排泄，然而，肝脏是药物代谢和排泄的重要器官。②肝脏疾病会影响肝脏对示踪剂的摄取率，肝脏对示踪剂的摄取率较高，但肝脏疾病的影响会导致检查的准确性。③肝脏疾病患者可能存在肾功能损害、糖尿病等并发症，这些并发症会影响检查的准确性和安全性，因此，在检查前需进行充分的评估和准备，并在医生的指导下进行检查，减少检查对患者肝脏和全身健康的影响。

妊娠：①检查所注射的示踪剂会对胎儿造成潜在的辐射风险，在检查前医生需要根据患者的具体情况和检查目的，评估检查对胎儿的潜在风险和利益，以决定是否进行检查。②注射示踪剂前需进行空腹或低血糖饮食控制，这可能会对孕妇健康造成影响。

血液病：①血液病可能导致示踪剂的吸收和分布异常，药物一般会在体内快速分布并被组织吸收，然而血液病患者可能存在血液循环异常、淋巴结肿大等问题，这些问题会影响示踪剂的吸收和分布，从而影响检查结果。② PET-CT 检查可以用于血液病的诊断和治疗，但需要根据患者的具体情况和病情，制订相应的检查方案和治疗方案。血液病患者存在血小板减少、免疫功能低下等问题，这可能会影响检查的诊断和治疗效果。③血液病患者可能会存在肺部感染、肝肾功能损害等并发症，因此，在检查前需进行充分的评估和准备，并在医生的指导下进行检查。

四、PET-CT 的优势

（1）PET-CT 检查是安全无创的。PET-CT 产生的放射性核素和 X 线所产生的辐射都在安全的范围内，所采用的显像剂是构成人体生命的基本元素，检查十分安全，无毒性、过敏等副作用。PET 检查需要的核素有一定的放射性，但所用核素量很少，而且半衰期很短（短的在 12min 左右，长的在 120min 左右），经过物理衰减和生物代谢两方面作用，在受检者体内留存时间很短。一次 PET 全身检查的放射线照射剂量远远高于一个部位的常规 CT 检查，因而安全可靠。

（2）PET-CT 一次检查即可快速地获得全身影像。其他影像学检查都是对选定的某一部位进行扫描，容易漏诊身体的其他部位的病灶，PET-CT 一次扫描仅需要近 20min，能分别获得 PET、CT 及两者融合的全身各个断面及三维图像，可直观地看到病变在全身的受累部位、分布情况等。

（3）PET-CT 可以实现医学影像诊断的“四定”。①“定位”指发现病变和明确病变的部位；②“定性”指明确病变的病理和病理生理性质（良恶性的鉴别）；③“定量”指 PET-CT 不仅能提供病灶的大小、范围、密度等数值，并且更重要的是能提供功能和代谢的指标（葡萄糖代谢率、局部血流量、氧耗量等），即更能深入本质的反映病变性质、程度；④“定期”是指确定疾病的发展阶段。

五、检查须知

PET-CT 检查所用的正电子药物需要当天生产，且半衰期短、成本贵，必须按照约定时间准时接受检查。

PET-CT 检查前 1 ～ 2d 可以多饮水，禁止做剧烈运动。糖尿病患者可以正常服用降糖药。如果近期做过钡餐检查或钡灌肠，要求肠道钡剂排清才可以接受检查。停服影响检查结果的相关食物或药物。检查当天禁食 4 ～ 6h，预约在上午检查者不吃早餐，预约在下午检查的不吃午餐。禁食前要求吃高蛋白、低碳水化合物的食物。可饮白开水，禁饮含乙醇、含糖类、咖啡类的饮料，避免高强度锻炼，以限制局部肌肉过度摄取药物。若疑腹部病变，则应禁食 12h。脑部检查至少禁食 6h，并停服一切不必要药物。心脏检查可进行清淡饮食，但须在前 2d 内禁饮咖啡、茶及乙醇类饮料，停服氨茶碱类及其他扩血管类药物（特殊情况请遵医嘱）。此外，还会有接诊医师会对患者进行一系列问诊，请详细介绍诊疗经过，并尽量提供全面的病历、化验单、其他影像学检查结果及图像资料，如 B 超、X 线、CT、MR。如有以下情况请向医生主动说明：糖尿病、排尿困难、二便失禁、体内金属异物、妊娠及哺乳、不能平卧、行动不便、意识障碍、近期是否做过钡餐检查等。如病情严重不能停药的患者，请临床医生在申请单上注明。注射药物后需安静休息 50min 以上，候诊期间为避免精神紧张、情绪激动，勿与他人交谈、走动，勿咀嚼，不得使用手机。显像前需排空小便，

切勿将尿液滴到衣物或皮肤上，以免影响诊断结果，如不慎发生上述情况，请及时地向医生说明。

此外，还应去除身上一切金属和密度较大的物品，请不要佩戴任何的首饰，所穿衣物不能有金属饰品或金属拉链。有活动假牙应取下。女性受检者还应去除带有金属垫圈的内衣。机器扫描期间一般需仰卧，举双臂过头 30min，并固定肢体，避免身体移动。检查耗时较长，要求检查者具有一定的耐受力，对有幽闭恐惧症、焦虑症者或小儿患者，必要时使用松弛药物、精神镇静药物，需要家属和医护人员陪同。部分患者视情况可能需要接受延时显像，检查结束后请在指定休息区继续等候，得到工作人员明确通知后方可离开，请勿自行离开。

第二节 碳呼吸试验

碳呼吸试验属于检查体内是否感染幽门螺杆菌的一种方式。幽门螺杆菌是一种能生长在强酸环境下的可导致胃部疾病的致病细菌，会通过多种途径传播，一旦感染，如果不及时治疗可发展为慢性浅表性胃炎，黏膜炎症浸润现象，还会出现黏膜上皮增生、腺体萎缩和肠化生等，最终可致癌变，因此 ^{13}C 尿素呼气试验具有重要作用。

非侵入性方法：常用 ^{13}C 或 ^{14}C 尿素呼气试验，该检查不依赖内

镜，患者的依从性好，准确性较高，是幽门螺杆菌测试的重要方法之一，目前被广泛应用于各医院。但 ^{14}C 尿素呼气试验仍然存在一定的缺陷，其结果的判定受到抗生素、抑酸等药物的干扰。^{13}C 尿素呼气试验方法简单、方便，敏感性和准确性堪比 ^{14}C 尿素呼气试验。

侵入性方法：主要包括快呋塞米素酶试验、胃黏膜组织切片染色镜检及细菌培养，一般不用于临床常规诊断，多用于科研。

一、^{13}C 和 ^{14}C 的区别

（1）质量数不同：^{13}C 的质量数为 13，^{14}C 的质量数为 14。

（2）含量不同：^{13}C 是自然界中稳定存在的同位素，其含量约占碳元素的 1.1%，而 ^{14}C 的含量非常稀少，只有大约每万亿分之一。

（3）放射性不同：^{14}C 是一种放射性同位素，具有放射性衰变的特性，而 ^{13}C 则是稳定的同位素，不会放射性衰变。

（4）应用不同：由于 ^{14}C 具有放射性衰变的特性，因此可以用于测定物质的年龄，如 ^{14}C 测年法；而 ^{13}C 则因为稳定性较好，通常用于研究生物化学反应、碳同位素分析等领域。

二、检查须知

（1）检测当日，患者需要空腹或禁食 3h 后方可进行检测。

（2）胶囊需用温水完整口服，切忌咬碎，以免影响检测结果的准确性。

（3）诊断前 3d 内服用过抗生素、铋剂、质子泵抑制剂等幽门螺杆菌敏感药物可能影响诊断结果，检测前请停止服用此类药物。如有服药史，一定要向医生详细说明。

（4）如若上消化道急性出血，可使幽门螺杆菌受抑制，所以应在消化道出血停止一周以后再进行检测。

（5）孕妇以及哺乳期妇女应避免做此项检查。

（6）胃切除手术可能造成同位素从胃中快速排空，将影响幽门螺杆菌的检测效果。

三、^{13}C 尿素呼气试验结果分析

^{13}C 尿素呼气试验参考值一般在 0 ～ 4 之间，若试验结果 ≥ 4，则诊断阳性，也就是患者存在幽门螺杆菌感染，需要进行更详细的治疗，通常建议行幽门螺杆菌的根治治疗——标准四联疗法。

第七章 心电图检查

第一节 心电图的介绍

心电图简称ECG，是一种记录心脏电活动的检查方法，通过记录心脏电信号的变化来反映心脏的节律和传导功能，以便医生进行诊断和治疗。心电图记录的结果可以用来判断心脏的状态，如心脏是否有心律失常、心肌缺血等疾病，同时还可以监测心脏病患者的病情变化和治疗效果。心电图记录通常采用心电图机进行，通过将电极贴在胸部和四肢上，记录心脏的电信号，并将信号输出成波形图。根据心电图记录的结果，医生可以判断心脏的状态，如窦性心律、房颤、心室颤动、心肌缺血等，并根据诊断结果制订相应的治疗方案。例如，对于窦性心律不齐的患者，可以采用药物治疗来调整心跳的节律和速率；对于心肌缺血的患者，可以采用药物治疗、手术治疗或介入治疗等方法来改善心脏的血液供应。

总之，心电图是一种常用的心脏疾病的诊断工具，适用于各种年龄段的人群，通过对心脏电信号的记录和分析，可以帮助医生判断心脏的状态和制订相应的治疗方案。

第二节 如何看懂心电图

许多朋友在拿到心电图报告后会感到疑惑，只要上面写的不是“正常心电图”就担心自己生病了，其实大可不必！接下来就和大家聊一聊心电图报告上一些常见的名词，解除大家的紧张情绪。

一、窦性心律

大多数朋友心电图报告上第一句话就写着“窦性心律”，什么是窦性心律？窦性心律指的是由窦房结发出的节律。窦房结是心脏搏动的最高“指挥官”，成年人窦房结一般每分钟规律发出 60 ～ 100 次电脉冲，通过传导系统传遍整个心脏，指挥心肌的规律收缩和舒张，保证心脏可以泵出血液到全身组织器官。这种有规律的节律就称为窦性心律。6 岁以前的儿童可超出 100 次 /min，初生婴儿则可达 100 ～ 150 次 /min。

二、窦性心动过速

窦性心动过速指成人窦性心律频率大于 100 次 /min。影响心率的因素很多，可分为生理因素和病理因素。正常人在运动、精神紧张、饱餐、饮浓茶、吸烟、饮酒时交感神经兴奋性增高，出现心率增快，可导致生理性窦性心动过速。此类情况最为常见，往往持续时间较短，在休息后会恢复正常频率。

一些疾病或药物也可导致窦性心动过速，比如发热、甲亢、贫血、失血、心肌炎和拟肾上腺素类药物等，此时窦性心动过速往往持续较长时间直至疾病好转或药物代谢。

生理性窦性心动过速往往无须特殊处理即可自行恢复，但如果在安静的状态下，也没有吸烟、饮酒、喝浓茶或者服用上述药物，心率仍然大于 100 次 /min，则要考虑疾病导致心动过速的可能，需要到医院进一步检查。

三、窦性心动过缓

是指窦性心律的频率小于 60 次 /min。窦性心动过缓并不一定都是生病了，比如运动员或习惯坚持健身的人，由于心肌力量强大，不需要跳那么多次就能保证身体足够的血液供应，心率可以在 50 ～ 60 次 /min 之间。如果心率在这个区间，也没有出现明显的不适，可能就属于正常情况。如果担心的话，可以试着连爬 5 层楼梯，如果心率能升高到 100 次 /min 以上，说明心脏窦房结的功能是正常的，只是平时不需要跳那么多次。

如果心率明显减慢，低于 50 次 /min，就需要到医院做进一步检查，看看窦房结功能是否正常。

四、窦性心律不齐

窦性心律不齐是一种常见的生理现象，不是病。比如我们遇到惊喜时形容自己心里“小鹿乱撞”，忐忑不安时说心跳得“七上八下”的，往往就是在说自己窦性心律不齐了。被诊断为“窦性心律不齐”的朋友，如果没有其他症状，一般不需要干预治疗。

五、期前收缩

期前收缩是指规则的心脏跳动之外忽然提前出现的心室收缩。期前收缩并非全是病态，健康人饮酒、喝咖啡、喝茶、运动、情绪激动、过度疲劳等也可能引起期前收缩。约 90% 的老年人可呈现房性期前收缩、室性期前收缩。如果心电图上期前收缩没有连续频繁出现，也没有心悸等身体不适，一般不需要特别处理。只有频繁发作期前收缩时，才需要到医院进一步做动态心电图等检查。

六、传导阻滞

心脏传导阻滞是指心脏的正常传导信号受到了阻碍或是延迟。心脏整个传导通路是从窦房结发出正常冲动，通过心房传导到房室结，然后再到左右心室，引起心室肌肉收缩。根据传导阻滞的发生部位不同，心脏传导阻滞分为不同类型。

（1）窦房传导阻滞：指电冲动从窦房结传向心房的过程中，发生减慢或阻滞；

（2）房室传导阻滞：通常发生于房室结部位，电冲动由心房传向心室过程中发生减慢或阻滞，可分为一度、二度及三度房室传导阻滞。一度房室传导阻滞指传导出现单纯固定减慢，心电图上表现为心房、心室间传导时间的 PR 间期延长，二度房室传导阻滞又可分为二度Ⅰ型、二度Ⅱ型房室传导阻滞。三度房室传导阻滞指完全性房室传导阻滞，即心房电冲动完全不能下传到心室，是一种比较危险的缓慢性心律失常。

（3）室内传导阻滞：指电冲动在心室内传导出现减慢，包括左束支、右束支传导阻滞。

七、左心室高电压

经常运动或者长期从事重体力劳动的人都有可能出现左心室高电压，可以理解成运动型的肌肉增厚。但是如果有高血压病史，并且出现了有明显的心肌缺血等其他伴随症状，就需要引起注意了，需密切关注血压变化，建议及时就医。

八、T 波改变

轻度升高一般无重要意义，但如果显著增高，则可能存在心肌梗死超急性期、高血钾；若低平或倒置，可能存在心肌损伤、心肌缺血、低血钾等；若 T 波明显倒置且两支对称，顶端居中（冠状 T 波）则有可能存在急性心肌梗死、慢性冠状动脉供血不足、左心室肥大。

九、ST 段改变

ST 段反映的是心室快速复极过程中的电位变化，异常抬高及压低一般反应心肌缺血可能，高血压、肥胖及随着年龄增长都可能导致心电图 ST 段改变，轻度的 ST 段改变一般不需要特殊处理，以控制原发病为主。当 ST 段明显抬高，及呈现弓背抬高等特殊形态时，可能提示急性心肌梗死、急性心包炎等；若异常压低，常见于慢性冠心病、心内膜下心肌梗死、急性心肌炎、心室肥大、心房肥大等。

十、心房颤动

正常的心率是窦性心律，意思就是心房跳一次，心室紧跟着跳一次，心率一般为 60 ～ 100 次 /min。房颤形象地说就是心房在“哆嗦”，“哆嗦”的频率在 350 ～ 600 次 /min，这时心房失去有效的收缩功能，而心室率绝对不齐。患者一般会感到心悸、心脏跳动紊乱，房颤时心房丧失收缩功能，血液容易在心房内淤滞而形成血栓，血栓脱落后可随着血液至全身各处，导致脑栓塞（脑卒中）、肢体动脉栓塞。房颤患者属于血栓栓塞高危人群，需要到医院评估，是否需要长期抗凝治疗，以减少栓塞风险。

第八章 放射学检查

第一节 胸部CT及X线检查

一、肺结节

肺结节并不特指某种疾病，而是肺部影像学上各种大小、边缘清楚或模糊、直径≤ 3cm 的局灶性圆形致密影，周围被含气肺组织包绕，边界清晰的实性或亚实性病变，是影像学检查中常见的一种表现。肺结节无明显的临床症状，多数由体检发现，病因尚且复杂，有良、恶性之分，且良性居多，对于高危人群进行胸部低剂量 CT 检查非常重要，当然明确肺部结节的性质多要依靠病理活检。如果患者的胸片提示了肺部有结节，要结合结节的状态、大小、边缘的情况，以及患者目前的临床症状、体征，决定下一步的处理方法。如果患者的结节为单发的，边缘是光滑的，而且患者免疫功能正常，无任何临床症状及体征，我们考虑良性结节可能性大，建议患者定期复查即可。如果患者合并了咳嗽、咳痰、低热、消瘦、乏力、盗汗等临床症状时，考虑不排除炎症性结节、结核性结节和恶性结节，需要进一步完善相关检查，以全方位评估病因，并根据不同的病因，采取进一步的处理方法。一般来说，直径 8 ～ 10mm 的肺结节需要手术治疗，但要结合其他情况。可进一步分为实性结节和毛玻璃结节。如果实性肺结节直径小于 8mm，良性病变的可能性较大，大多不需要手术。但如果直径超过 8mm 或磨玻璃样结节直径超过 10mm，就要警惕恶性的可能，可能需要手术。如果直径小于 3mm，一年复查一次即可。如果为大于 8mm 的结节，尤其是单发的，无论实性还是非实性，建议尽早切除。

二、肺纹理增多

肺纹理增多一方面可见于正常人，如老年人或者肥胖人群，老年人肺间质相对较丰富，肥胖者皮下脂肪较多，另一方面也可见于长期吸烟的人，吸烟者由于烟雾对气管、支气管的影响，从而在胸片上可以看到肺纹理增多的影像。肺纹理增多是一种影像学的描述通常出现在肺部 CT 或 X 线检查中，包括生理性的肺纹理增多和病理性的肺纹理增多，单一孤立地报告肺纹理增多其临床意义不大，早期明确病因是治疗的基本原则。如果发现肺纹理增多，应及时就医，进行进一步的诊断和治疗。

通常可见于以下几种情况。

（1）如果患者有咳嗽、咳痰、胸闷、气促等症状，常考虑支气管炎、支气管扩张、肺部感染等疾病，体检肺部可闻及呼吸音粗，部分可闻及干湿性的啰音。

（2）心血管的疾病，如冠心病、心肌病、风湿性心脏病等导致心功能不全，从而出现肺部淤血，可出现肺部纹理增多、增粗，在心衰纠正以后，两肺纹理的改变，有部分可以转为正常。

（3）如果患者没有相关的症状，只是拍胸片或者做胸部 CT 发现两肺纹理增多增粗，也可以见于正常人、长期吸烟的人或者是长期粉尘作业的人。

三、肺气肿

各种因素导致肺部的慢性炎症，引起了肺泡的弹性回缩力下降，肺内的含气量会增多，残气量过多排不出去，气体相对肺内的密度会下降出现透亮度增强，肺泡等损伤导致肺容积增大的一种病理状态。早期可无症状，之后可出现劳力性气促、咳嗽，戒烟对于延缓病情进展很重要，病变无法逆转，治疗目的是延缓病变发展，尤其在肺气肿的病灶处，如果合并有感染，比如大小不等或者均匀分布的斑片状致密阴影。肺气肿一旦形成是无法恢复的，随着年龄的增加，疾病会进一步加重，并且合并其他的一些并发症。所以一定要积极地干预和预防肺气肿的发生，肺气肿的发病病因与慢性支气管炎类似，患者都存在吸烟、长期有害颗粒吸入史、慢性感染等病史，针对这些病因积极干预，避免出现肺气肿以及肺气肿的进一步加重。

四、肺大疱

各种原因导致肺泡腔内压力升高，肺泡壁破裂，互相融合，形成的含气囊腔，直径大于1cm，症状与大疱数目、大小等因素密切相关。手术可能是肺大疱有效的治疗方法，单纯肺大疱，无肺气肿者，手术治疗预后较好，肺大疱有先天性和后天性两种。先天性多见于小儿，因先天性支气管发育异常，黏膜皱襞呈瓣膜状，软骨发育不良，引起活瓣作用所致。后天性多见于成人、老年患者，常伴慢性支气管炎和肺气肿。较小的、数目少的单纯肺大疱可无任何症状，有时只是在胸片或CT检查时偶然被发现。有些肺大疱可经多年无改变，部分肺大疱可逐渐增大。肺大疱的增大或在其他部位又出现新的肺大疱，可使肺功能发生障碍并逐渐出现症状。体积大或多发性肺大疱可有胸闷、气短等症状。尤其是体积超过一侧胸腔容积 1/2 的巨型肺大疱，或合并有慢性阻塞性肺疾病的患者常会有明显胸闷、气短等症状。大疱内感染可引起咳嗽、肺大疱患者有咯血和胸痛等症状。

五、支气管扩张

也称支气管扩张症，指反复的气道感染与炎症所导致的支气管与细支气管不可逆扩张，以慢性咳嗽、咳大量浓痰和反复咯血为典型症状。一般不推荐吸入糖皮质激素治疗，预后取决于支气管扩张的范围和有无并发症。反复肺部感染者，常伴有发热胸痛等，广泛支气管扩张或慢性阻塞性肺炎者，表现为呼吸困难、喘息，伴发慢性缺氧、肺源性心脏病者，表现为胸闷胸痛、下肢水肿等还可出现倦怠无力、胸部不适、体重下降等其他伴随症状。

六、陈旧性肺结核

指患者肺上出现的纤维化病变和钙化。患者无肺结核相应临床症状，影像学检查出现钙化病灶、条索状病灶等，一般不需要治疗，应定期复查、以防复发，约 1/3 的患者会并发慢性阻塞性肺疾病，这样的患者无潮热、盗汗等结核中毒症状，痰液内找不到结核分枝杆菌。在随后的胸部 X 线复查时，患者肺部的病变不出现任何变化。表示曾经得过结核，康复后在肺上留下了痕迹（现在没有传染性），不需做任何处理。陈旧性肺结核的人和正常人一样，可以正常工作、生活。

七、钙化灶

为一种疾病恢复后留下的钙质沉淀，没有自觉症状，多在影像学检查中发现，与感染、肿瘤等疾病因素有关，主要通过影像学检查及病史确诊。钙化灶通常是疾病愈合的表现，是比较好的一种归宿，也就是说是良性病变的可能性很大。肺内的钙化灶，最常见的是陈旧性的肺结核，可以产生斑点状、斑片状的钙化。或者是炎症引起的纤维化，形成的钙化。还有可能是肺良性肿瘤，比如错构瘤，出现爆米花样的钙化。也可以是肺门淋巴结钙化，小时候得过原发性肺结核引起。还有一些很少见的疾病，比如肺泡微石症、肺畸胎瘤。

八、气胸

指气体进入胸膜腔造成的积气状态，常由胸部损伤、肺部疾病、机械通气等引发，主要表现为胸痛和呼吸困难，男性多于女性，多数预后良好。多因肺部疾病或外力影响使肺组织和脏层胸膜破裂，或靠近肺表面的细微气肿泡破裂，肺和支气管内空气逸入胸膜腔。因胸壁或肺部创伤引起者称为创伤性气胸；因疾病导致肺组织自行破裂引起者称“自发性气胸”，如因治疗或诊断所需人为地将空气注入胸膜腔称“人工气胸”。气胸又可分为闭合性气胸、开放性气胸及张力性气胸。本病属肺科急症之一，严重者可危及生命，及时处理可治愈。诱发气胸的因素为剧烈运动，咳嗽，提重物或上臂高举，举重运动，用力解大便和钝器伤等。当剧烈咳嗽或用力解大便时，肺泡内压力升高，致使原有病损或缺陷的肺组织破裂引起气胸。使用人工呼吸器，若送气压力太高，就可能发生气胸。

原发性气胸好发于青年人，特别是男性瘦长者。吸烟为原发性气胸的最主要致病因素，气胸发生率与吸烟量呈明显的剂量反应关系。

继发性气胸是在其他肺部疾病的基础上，形成肺大疱或直接损伤胸膜所致。常为慢性阻塞性肺气肿或炎症后纤维病灶（如硅肺、慢性肺结核、弥漫性肺间质纤维化、囊性肺纤维化等）的基础上，细支气管炎症狭窄、扭曲，产生活瓣机制而形成肺大疱。肿大的气肿泡因营养、循环障碍而退行性变性。慢性阻塞性肺疾病（COPD）是继发性气胸的最常见病因，约 57% 的继发性气胸由 COPD 所致。随着 COPD 程度的加重，发生气胸的危险性也随之加大。

九、肺栓塞

栓子阻塞肺动脉或其分支所致，主要病因源于下肢深静脉血栓形成，及时治疗可以有效降低死亡风险，早期预防是关键。肺血栓栓塞症是肺栓塞最常见的类型，引起肺血栓栓塞症的血栓主要来自深静脉血栓形成，因此 DVT（深静脉血栓）是肺栓塞的主要病因。肺栓塞的典型症状有呼吸困难、胸痛、咯血、咳嗽、晕厥、精神紧张等。肺栓塞可能会危及生命，如果出现不明原因的呼吸短促、胸痛或咳嗽并有血痰，请立即就医。药物治疗是肺栓塞的基本治疗手段，可分为抗凝、溶栓、病因治疗等。肺栓塞可以造成急性肺动脉高压和右心衰竭，继而引起肺缺血、缺氧和左心排血量下降，导致循环衰竭，还可合并咯血、肺梗死，严重的肺栓塞也可能导致心肌缺血和心源性休克。

十、胸腔积液

指胸膜腔内液体积聚过多，多由各种疾病引起，如肺炎、肺癌，主要症状为胸闷、气短和呼吸困难，多数患者预后良好，恶性胸腔积液预后较差。正常情况下，胸腔内液体的分泌和吸收处于一种动态平衡的状态，当这种动态平衡被打破时，则导致过多的胸腔积液产生。临床表现与胸膜腔内的积液量多少直接相关，当积液量少于

0.5L 时，症状不明显，当胸膜腔内有大量液体时，患者可表现为心悸、呼吸急促、呼吸困难等症状，此时应及时就医。其治疗取决于病因及症状，对症治疗后，一般能很快缓解患者胸闷、胸痛、呼吸困难等症状，但其预后主要与引起胸腔积液的病因有关。

十一、肺癌

起源于肺部支气管黏膜或腺体的恶性肿瘤，伴咳嗽、痰中带血或咯血、喘鸣、胸痛等症状，无传染性，有一定的家族聚集性和遗传易感性，早期发现、早期治疗预后好，晚期则预后差。肺癌的病因至今尚未明确，致病因素主要包括吸烟、职业暴露、空气污染、电离辐射、饮食、遗传、肺部病史等。早期多见的症状为咳嗽，常表现为无痰或少痰的阵发性刺激性干咳。当患者出现无明显诱因的刺激性干咳，对症治疗无效；既往有慢性呼吸道疾病，近期咳嗽剧烈、咳声高调似金属音、有呛咳等；反复出现痰中带血或咯血；同一部位反复发作肺炎，抗感染治疗后短暂有效，但病情易反复，或抗感染治疗无效；出现不明原因的胸腔积液。肺癌的治疗应明确病理类型、临床分期，对患者整体状态进行全面评估，选择多种方法综合治疗，以减轻患者症状，改善生存质量，延长生存期。

十二、主动脉钙化

主动脉钙化是指主动脉壁内出现钙沉积的现象。它是一种粥样硬化的表现及慢性炎症反应，由于脂质沉积在动脉壁内形成斑块，最终导致钙沉积。通常发生在老年人和其他风险因素（如高血压、高胆固醇、糖尿病、吸烟等）的人群中。高胆固醇水平可能导致动脉内皮细胞的损伤和炎症，从而促进斑块形成和钙沉积。高血压会导致动脉壁的压力增加，可能导致钙沉积。糖尿病患者通常有高血糖和胰岛素抵抗，可能会导致内皮细胞的损伤和炎症，促进斑块形成和钙沉积。随着年龄的增长，使主动脉壁变得更加脆弱和易于钙沉积。研究表明某些遗传因素也可能与主动脉钙化有关。主动脉钙化可以导致主动脉壁变硬和变厚，从而增加心血管事件的风险，如心肌梗死、脑卒中等。可通过 CT 来检测和评估。其治疗目标是减缓或阻止动脉粥样硬化的进程，预防和治疗主动脉钙化的方法包括控制血压、控制血脂水平、戒烟、改变不健康的生活方式、减轻体重、增加体育锻炼等。通过药物治疗控制血糖、血脂、血压，严重情况下可能需要介入治疗。需注意的是，主动脉钙化治疗是一个长期的过程，需要与医生密切合作，进行定期随访和检测，以确保治疗的效果和达到最佳的心血管保护。

十三、骨质疏松

骨质疏松症是一种常见的代谢性骨病，主要表现为骨量减少和骨质减弱，使骨骼易于骨折。可分为原发性和继发性两类，前者包括绝经后骨质疏松症（Ⅰ型）和老年性骨质疏松症（Ⅱ型），发生于绝经后的女性和老年人身上，主要与高龄、雌激素水平下降、钙和维生素 D 不足、体力活动少等因素相关。而继发性骨质疏松症主要由甲亢、甲旁亢、库欣综合征、1 型糖尿病、性腺功能减退症等内分泌代谢疾病或长期服用激素等药物引起。主要临床表现为骨痛、肌无力，严重时可导致骨折或相关并发症。临床上主要检查及确诊方法是基于 DXA（双能 X 线骨密度仪）的骨密度测定，T ＞ –1.0 为正常，–2.5 ～ –1.0 为骨量减少，＜ –2.5 为骨质疏松，若合并脆性骨折则为重度骨质疏松。可通过加强营养、补充钙剂和维生素 D、适当加强锻炼、戒烟忌酒以及抗骨质疏松药物治疗，并做到定期复查，积极预防。

十四、骨关节炎

骨关节炎（osteoarthritis，OA），又称退行性骨关节病、老年性关节炎等，是一种最常见的关节疾病，以关节软骨损害为主，呈缓慢进行性发展，最终导致关节软骨退变、纤维化、断裂、溃疡，乃至整个关节面的损害。该病多见于中老年人，常表现为负重关节及活动量较多的关节（如颈椎、腰椎、膝关节、髋关节等）疼痛、僵硬、肿胀、畸形、活动受限等不适症状。随着人口老龄化和肥胖等因素的增多，骨关节炎的患病率也在逐年上升。另外，该病还有一定的致残率。

骨关节炎主要影响关节软骨和相关结构，导致关节疼痛、僵硬和功能损害。其临床表现包括以下几个方面。

（1）关节疼痛：是骨关节炎最常见的症状，通常表现为钝痛或隐痛，常发生于运动或负重时，休息后疼痛缓解。

（2）关节僵硬：骨关节炎还会导致关节僵硬，尤其是早晨或长时间静止后，患者可能感到关节运动不灵活或受限。

（3）功能损害：随着病情的发展，骨关节炎还会导致关节功能损害，表现为关节活动范围减少、力量下降、行走困难、日常活动受限等。

（4）关节肿胀：有些骨关节炎患者还可能出现关节肿胀和积液，导致关节变形或变形加重。

（5）声响：病情较重的患者在关节活动时还可能出现关节响声，如摩擦声、咯吱声等。

（6）其他症状：骨关节炎还可能伴随有其他症状，如疲劳、失眠、焦虑、抑郁等。

骨关节炎是慢性疾病，需要长期关注和管理。保持适当的体重、改善体态、适当运动、预防关节损伤等有助于预防骨关节炎发生。

（杨　亮）

第二节　CTA检查

计算机体层血管成像（computed tomography angiography，CTA）工作原理是将含碘造影剂注入血管，当对造影剂流经检查部位血管时，用CT对检查部位进行快速扫描，再通过三维重组成像技术获得高清晰度的立体血管图像，从而了解患者血管管壁有无增厚或钙化、管腔有无狭窄或闭塞、血管有无畸形等情况。相比传统有创的数字减影血管造影（digital subtraction angiography，DSA），CTA具有操作简单、检查快速、安全性高、分辨率高等特点，并且诊断结果与DSA相似，因此被广泛应用于心脑血管疾病、肺栓塞、动静脉瘘等血管相关疾病的诊断和治疗。

随着人们生活水平的提高和生活方式的改变，心脑血管疾病如冠心病、脑出血、脑梗死的发病率逐年增加，发病人群的年龄也呈现年轻化。因此，对高危人群进行心、脑血管的无创性筛查显得尤为重要，早发现、早治疗可以大大降低上述疾病的并发症和死亡率。现将体检时常用的检查项目及阳性结果总结如下。

一、冠状动脉CT血管成像

冠状动脉CT血管成像，俗称冠状动脉CTA，该检查主要用于了解冠状动脉的起源、分布，评估冠状动脉斑块的性质和风险，诊断和排除冠心病，也可用于冠脉搭桥术后和支架置入术后患者的复查，具有非常重要的临床意义。

（一）冠状动脉粥样硬化性心脏病

冠状动脉粥样硬化性心脏病简称冠心病（coronary artery heart disease，CHD）是指冠状动脉粥样硬化所引起的一组心血管疾病。冠状动脉是心脏的主要血管之一，供应心肌组织所需的氧和营养物质。如果冠状动脉受到损伤或阻塞，就会导致心肌缺血和缺氧，最终可能引发心肌梗死等严重并发症。

1. 流行病学

冠心病主要发生在中老年人，男性比女性更容易发病。此外，冠心病与遗传、高血压、高血脂、糖尿病、肥胖等因素有关。

（1）发病率：随着人口老龄化和生活方式改变，冠心病的发病率逐年增加。全球范围内，冠心病是导致死亡的主要原因之一。

（2）分布：冠心病在发达国家比较普遍，在发展中国家发病率也逐渐增加。

2. 病因

冠心病是一种复杂的心血管疾病，其成因涉及多种因素，包括遗传、环境、生活方式等多个方面。

（1）遗传因素：冠心病具有一定的家族聚集性，有家族史的人更容易患上冠心病。这可能与遗传基因有关，一些研究表明某些基因与冠心病的发病风险存在关联。

（2）环境因素：环境因素包括空气污染、水质、工作环境等，它们可能增加了冠心病的风险。例如，长期吸烟会导致动脉粥样硬化，增加冠心病的发病风险。

（3）生活方式因素：不健康的生活方式可能会导致冠心病的发病。例如，高热量、高脂肪、高胆固醇、高盐、低纤维的饮食习惯，以及缺乏运动和长期暴露于压力下的生活方式等，都会增加冠心病的发病风险。

（4）慢性疾病因素：高血压、糖尿病、高血脂等慢性疾病会损害心脏和血管的健康，导致冠心病的发生。

3. 发病机制

冠心病的发病机制主要与动脉粥样硬化有关。动脉粥样硬化是一种慢性炎症反应性疾病，其过程涉及多种细胞和分子的相互作用，引起血管内皮细胞的损伤和动脉壁内的脂质沉积，从而形成斑块，导致动脉管腔狭窄和硬化。当冠状动脉被动脉粥样硬化斑块阻塞或管腔狭窄，则可引起心肌缺血，若缺血时间过长或者程度太深，就会导致心肌梗死。此外，心肌缺血也可能引起心律失常、心力衰竭等并发症。因此，预防冠心病需要采取综合措施，控制危险因素的发生和发展。

4. 临床表现

冠心病的临床表现因个体差异而异，且表现多种多样，胸痛、心绞痛、呼吸困难、心律失常等是比较常见的症状，具体如下。

（1）心绞痛：心绞痛是冠心病最常见的临床表现之一。患者在运动或情绪激动时出现胸闷、压迫感或疼痛，常常向左臂、肩部、下颚或背部放射，通常持续数分钟至十几分钟后自行缓解。

（2）心肌梗死：心肌梗死是冠心病的严重并发症之一，通常表现为胸痛持续时间长（常超过 30min），伴有出汗、恶心、呕吐、呼吸急促等症状，并可能伴随心律失常、心力衰竭等并发症。

（3）呼吸困难：心肌缺血导致心力衰竭的患者可能出现呼吸急促、气促、咳嗽、咳痰等症状。

（4）心律失常：由于心肌缺血导致心肌细胞电活动异常，可能引起各种类型的心律失常，如心动过速、心动过缓、房颤、室性心动过速等。

（5）焦虑、抑郁等心理症状：冠心病患者常常由于疾病的不适和严重性而出现焦虑、抑郁、情绪不稳等心理症状。

5. 影像学检查

冠心病的影像学检查包括X线、冠状动脉造影、超声心动图、放射性核素检查、CT及磁共振成像（MRI）检查等，分别具有不同的优缺点及检查重点，需要根据患者的具体情况选择最适合的检查方法。目前，临床上多使用冠状动脉CTA了解冠状动脉内有无斑块，斑块的性质和分布范围，以及管腔狭窄程度。若未见明显狭窄性病变，一般可不行冠状动脉造影等进一步有创检查。需要注意的是，钙化性斑块会显著影响检查结果的准确性。

6. 诊断

（1）病史和身体检查：应当先询问患者的病史，包括是否有家族史、吸烟史、高血压、糖尿病等慢性疾病，以及患者的症状和体征。应对患者进行身体检查，包括听诊心脏、测量血压等。

（2）心电图：心电图是一种记录心脏电活动的无创检查方法。如果怀疑冠心病，医生通常会首先进行心电图检查，以确定是否存在心电图异常。

（3）血液检查：医生会进行血液检查，包括血脂、肌酸激酶等指标的检查，以评估患者的心血管风险和是否已经发生心肌损伤。

（4）应力试验：如果在静息状态下的心电图结果不明确，应对患者进行应力试验（也称为负荷试验），以评估心脏在运动时的反应。

（5）冠状动脉造影：是诊断冠心病的“金标准”，如果其他检查结果显示患者可能患有冠心病，应对患者进行冠状动脉造影检查，以确定是否存在冠状动脉狭窄或堵塞。

冠心病需与以下疾病相鉴别：①肺栓塞。肺栓塞表现为突发性胸痛、呼吸困难、咳嗽等症状，血液检查和影像学检查有助于鉴别。②肺炎。肺炎常表现为发热、咳嗽、胸痛等症状，影像学检查有助于鉴别。③胃食管反流病。常表现为胸骨后烧灼感、嗳气、反酸等症状，胃镜检查有助于鉴别。④肌肉骨骼疾病。肌肉骨骼疾病表现为肌肉疼痛、运动受限等症状，影像学检查有助于鉴别。⑤神经病变。神经病变表现为胸痛、麻木等症状，神经电生理检查有助于鉴别。

7. 治疗

冠心病的治疗需要综合考虑患者的病情、症状、年龄、性别、病史等因素，根据个体化的情况制定治疗方案。旨在缓解症状、减轻心肌缺血、防止心肌梗死、降低并发症风险和提高生活质量。常见的治疗措施包括以下几种。

（1）药物治疗：药物治疗是冠心病治疗的基础，包括血管扩张剂、抗血小板药、降脂药、抗心绞痛药、β 受体阻滞剂等。这些药物可以扩张冠状动脉、降低血脂、减轻心肌缺血等，从而缓解症状、降低并发症风险。

（2）冠状动脉搭桥手术：对于存在严重冠状动脉狭窄或多支病变的患者，可能需要进行冠状动脉搭桥手术。这是一种介入性治疗方法，可以通过搭建新的血管来恢复心肌血流，改善心肌缺血症状。

（3）冠状动脉成形术：冠状动脉成形术是一种介入性治疗方法，通过导管在冠状动脉内放置支架，使狭窄的血管恢复通畅，从而改善心肌缺血症状。

（4）改变生活方式：包括戒烟、限制饮酒、控制体重、规律锻炼、改善饮食等措施，这些措施可以降低血脂、改善血压、控制体重、减轻心脏负担等，从而改善冠心病患者的症状和生活质量。

8. 预防

预防是冠心病管理的重要方面，通过健康的生活方式、控制危险因素、定期体检等措施可以有效预防冠心病的发生。尤其针对有冠心病的家族史或其他相关病史的患者，以下是一些常见的预防方法。

（1）健康的生活方式：保持健康的生活方式可以降低冠心病发病风险。这包括戒烟、限制饮酒、保持健康的饮食、规律锻炼、控制体重等。

（2）控制危险因素：高血压、高血脂、糖尿病等慢性疾病是导致冠心病发生的危险因素，应该积极控制这些危险因素的发生和发展。

（3）定期体检：定期体检可以帮助及早发现并控制慢性疾病和危险因素。

（4）应对压力：长期处于压力下会增加冠心病发生的风险。应该采取应对压力的有效措施，如运动、冥想等。

按医生建议服药：如果已经患有高血压、高血脂、糖尿病等慢性疾病，应按医生建议规范用药，控制病情，避免进一步加重病情。

（二）心肌桥

心肌桥是一种先天性心脏异常，可能与遗传因素和胚胎发育有关，冠状动脉某一段深入到心肌内，覆盖于此段冠脉上的这束心肌纤维即为心肌桥。心脏收缩时，此段冠状动脉受到挤压，而心脏舒张时压迫被解除，恢复正常。大多数患者无明显临床症状，通常是行冠状动脉 CTA 或造影时发现，一般无须特殊处理。但若冠状动脉挤压严重，可导致心肌缺血，出现类似心绞痛的胸痛、胸闷、心慌，以及心律失常，极少数可能出现心肌梗死或猝死。根据病情严重程度可使用药物治疗或手术治疗。需要注意的是，确诊该疾病后，如非必需，尽量避免服用硝酸酯类药物及多巴胺等正性肌力药物。

心肌桥是一种先天性疾病，通常无法通过预防来避免发生。然而，有一些方法可以减少心肌桥对心脏健康的影响，如管理高血压、高胆固醇和糖尿病等慢性疾病以保持心脏健康，遵循健康的生活方式，如均衡饮食、适度锻炼、戒烟等以减少心脏疾病的风险，定期进行体检以及时发现和治疗心脏疾病。

二、头颅 CT 血管成像

头颅 CT 血管成像，简称头颅 CTA，该检查主要用于了解颅内动脉的走形、形态，有无血管斑块、狭窄、畸形或动脉瘤等异常，是一种临床上常用的初步筛查检查。

（一）脑动脉硬化

脑动脉硬化是指多种因素导致脑血管内膜发生病理变化，使得血管壁变硬、变厚、变脆，血管管腔狭窄或闭塞的一种状态。脑动脉硬化可引起头痛、头晕、记忆力下降、痴呆等一系列神经和精神类症状，称作脑动脉硬化症。一般经过积极治疗，上述症状可得到有效缓解；若不及时干预，任其发展，严重时可导致脑出血或脑梗死，危及生命。

1. 流行病学

该疾病好发于中老年人群体，我国 40 岁以上人群的发病率为 6.9%，男女比例约为 2∶1。但 70 岁以后，女性发病率高于男性，可能与女性绝经后雌激素减少、高密度脂蛋白减少相关。

2. 病因

根据病理学分型，脑动脉硬化可分为动脉粥样硬化、细动脉硬化以及动脉中层钙化，其中最常见、最重要的是动脉粥样硬化。目前动脉粥样硬化形成的原因尚不完全明确，但一般认为其与高脂血症、高血压、糖尿病密切相关，年龄、吸烟、性别、肥胖等也是该病发生的重要因素。

（1）高血压：血压高会增加血流对血管壁的冲击力，导致血管壁机械性损伤，使内皮细胞受损，引起内皮细胞的炎症反应，从而促进脂质物质在血管内壁损伤处异常沉积，形成斑块。同时，高血压还会引起血管伸张，刺激平滑肌细胞增生，加速脑动脉的硬化和变形。

（2）高脂血症：高血脂是脑动脉硬化的重要因素。当脂肪摄入过多、代谢异常、消耗减少而导致体内血脂过高，尤其是血浆中的低密度脂蛋白胆固醇水平较高时，可损伤血管内皮，血管通透性增加，大量胆固醇和甘油三酯溢出并沉积在破损的血管内皮处，进而形成粥样斑块。

（3）糖尿病：有研究表明糖尿病患者合并脑动脉硬化的概率明显升高，因为糖代谢异常、胰岛素抵抗容易引发脂代谢异常，造成血管内皮损伤，促进动脉粥样硬化斑块形成；同时，糖尿病患者的血小板功能增强、凝血因子Ⅷ增多，易形成血管内血栓，引起管腔变窄或闭塞。

（4）高龄：随着年龄的增长，血管壁逐渐变薄、变脆，容易发生脑血管病变。

（5）吸烟：烟草中的化学物质可以损伤血管内皮细胞，引起炎症反应，导致血管损伤和硬化。

（6）遗传因素：有动脉硬化家族史。

（7）其他危险因素：肥胖、缺乏体育锻炼、精神紧张、不良的饮食习惯（高脂、高盐、高糖饮食）、长期口服避孕药等人群容易患有脑动脉硬化症。

3. 发病机制

脑动脉硬化的发病机制主要是血管内皮细胞的损伤和炎症反应，导致血管壁的硬化和变形，形成斑块和血栓，引起局部脑缺血和脑梗死等。

4. 临床表现

脑动脉硬化起病缓慢，呈进行性加重，早期一般无明显症状。但随着病情发展，脑动脉硬化程度逐渐加重，管腔逐渐狭窄，可出现头痛、头晕、疲乏等脑供血不足的表现。由于大脑有特定的功能分区，脑缺血的位置不同，其临床表现也多种多样。

（1）头晕：是最常见的症状，有的患者是一过性的，多在蹲下起立后、起床时或劳动后出现。有的患者感到持续性的沉闷不适感，严重影响思考、影响工作，并对周围事物失去兴趣。当椎–基底动脉供血不足时，可出现类似内耳眩晕症的症状，表现为“天旋地转”。

（2）头痛：疼痛部位常发生在额部两旁的太阳穴和枕部的后脑勺，多为持续性钝痛或搏动性胀痛，一般晨起时发生，活动后或饭后减轻。

（3）认知障碍：主要表现为认知能力下降、记忆力减退、注意力不集中、思维迟缓等，对新事物的领悟能力减退，工作效率降低，严重时可影响患者的日常生活和工作。

（4）情感异常：患者情绪不稳定，常为一些小事大发脾气、忧伤、情绪波动大，性格反常表现为热情变淡漠、慷慨变吝啬、整洁变散漫。还有些患者可出现焦虑、抑郁或恐惧等情感障碍。

（5）肢体麻木：常见手指、足趾麻木或皮肤如“蚁行感”，手指不灵活，一般经过适当治疗后可以好转。

（6）步态变化：可能会出现步态慌张、小碎步、转身缓慢、步态不稳定等症状。

当脑动脉硬化严重时，可导致脑出血、脑梗死等严重并发症，表现为单侧肢体无力、感觉异常、言语困难或失语。

5. 影像学检查

脑血管病的常用检查方法有经颅多普勒超声（TCD）、磁共振血管成像（MRA）、CT 脑血管造影（CTA）及数字减影血管造影（DSA）等，其中 DSA 检查常被用作脑血管疾病诊断的金标准，但为有创性检查，且有并发症风险，不作为常规筛查项目。综合敏感性、准确性、无创性、易操作性均高的特点，头颅 CTA 已被作为高危人群的体检项目，其影像学表现与 DSA 检查所见类似。

（1）动脉粥样硬化斑块：在 CTA 影像上呈现为局部动脉管腔狭窄，管壁增厚，密度不均匀的斑块，常出现在颈内动脉和大脑中动脉的分叉处。

（2）动脉壁钙化：在 CTA 影像上呈现为管腔周围的环形或弧形高密度影，是脑动脉硬化的特征之一，钙化部位通常位于颈内动脉、大脑中动脉和基底动脉等处。

（3）动脉扩张：在 CTA 影像上呈现为局部动脉管腔扩张，通常见于大脑中动脉和前交通动脉等。

（4）动脉闭塞：在 CTA 影像上呈现为局部动脉管腔完全闭塞，常见于颈内动脉和基底动脉等处。

6. 诊断及鉴别诊断

诊断该疾病的金标准是脑血管 DSA。但结合患者的病史、临床表现以及相关的辅助检查结果，医生也可以做出相应诊断。在诊断过程中，医生需要排除其他可能引起类似症状的疾病，并与之进行鉴别诊断。

（1）脑血栓：脑血栓是指脑部血管中形成的血栓，可导致类似脑动脉硬化的症状，如头痛、头晕、恶心、呕吐等。但脑血栓的症状和影像学表现与脑动脉硬化不同，需要通过 CT、MRI 等影像学检查进行鉴别。

（2）脑出血：脑出血是指脑部血管破裂导致脑内出血，可引起头痛、恶心、呕吐、意识障碍等症状。脑出血的影像学表现与脑动脉硬化不同，需要通过 CT、MRI 等影像学检查进行鉴别。

（3）脑瘤：脑瘤是指脑部组织中恶性或良性肿瘤，可引起头痛、呕吐、视力障碍等症状。脑瘤的影像学表现与脑动脉硬化不同，需要通过 MRI、CT 等影像学检查进行鉴别。

（4）颅内占位性病变：颅内占位性病变是指颅内出现的任何肿瘤、脓肿、炎症等疾病，可引起头痛、呕吐、意识障碍等症状。颅内占位性病变的影像学表现与脑动脉硬化不同，需要通过 MRI、CT 等影像学检查进行鉴别。

7. 治疗

脑动脉硬化的治疗以缓解症状、预防并发症为主要目的。该病的病因多与高血脂、高血糖、高血压有关，因此，可通过控制血压、血糖、血脂等改善病情，主要包括以下几种。

（1）一般治疗：戒烟、戒酒，清淡饮食，控制血压、血脂、血糖和体重，适当锻炼，保持心情愉悦。

（2）药物治疗：包括降压药、降脂药、降糖药、抗血小板药、改善脑循环药物等，以控制血压、血脂、血糖，减少血小板聚集，改善脑部缺氧，延缓病情发展，防止脑梗死、脑出血、痴呆等严重并发症。

（3）手术治疗：主要包括球囊血管成形术（PTA）、经皮血管内支架置入术、颈动脉内膜切除术和脑血管搭桥术。前两种适用于血管狭窄严重（狭窄程度≥ 70%）且伴有临床症状的患者，可通过切除增厚的血管内膜、球囊扩张或安放支架，从而达到扩大管腔、解除动脉狭窄、改善脑血流的目的。脑血管搭桥术即在目标血管近端和远端之间搭建一条通道，使血液绕过狭窄部位以恢复远端脑组织供血，适用于前两种方式不能完成、侧支循环尚未建立的患者，目前应用较少。

（4）其他治疗：如心理治疗，对于长期精神紧张、情绪低落的患者，建议寻求专业人员进行心理辅导，减轻压力，保持良好心态。

（二）颅内动脉瘤

颅内动脉瘤是指在脑血管系统内，动脉血管壁局部发生病理性扩张形成的血管瘤，通常由动脉壁结构的先天性异常、高血压、动脉硬化等因素引起。颅内动脉瘤可以出现在任何部位的动脉血管上，但常见的部位包括颅内大脑动脉、前交通动脉和后交通动脉等。

颅内动脉瘤可以是单个或多个，大小不一，通常呈圆形或椭圆形，表面光滑或不规则，内部常有血栓形成。由于动脉瘤的血管壁较薄且易破裂，所以颅内动脉瘤破裂后可引起脑内出血、蛛网膜下腔出血等危及生命的严重后果。未破裂的颅内动脉瘤一般不会引起明显症状，但较大的动脉瘤可压迫周围脑组织或造成局部缺血，引起头痛、眩晕、视力障碍、晕厥等症状。

诊断颅内动脉瘤的主要方法包括头颅 CT、MRI、DSA 等影像学检查。对于未破裂的小型动脉瘤，可以进行定期随访观察；而较大的、位于易破裂部位的动脉瘤，则需要采取手术治疗或经导管介入治疗等方法。预防颅内动脉瘤的发生，需要控制血压、避免吸烟、保持健康生活方式等。

1. 流行病学

颅内动脉瘤的发病率为 0.5% ～ 7%，其中女性的发病率略高于男性。发病年龄多在 30 ～ 60 岁，但也有少数患者在儿童期或老年期发病。颅内动脉瘤可发生于任何脑内动脉，但最常见的部位是前交通动脉和中脑动脉。

2. 病因

颅内动脉瘤的成因通常与动脉壁结构的先天性异常、高血压、动脉硬化等因素有关。

（1）先天性动脉壁异常：是指动脉血管壁结构发生畸形或变异，

包括弹性纤维缺乏、胶原纤维过度增生等，导致局部动脉血管壁变薄、弹性下降、抗张能力降低，易形成动脉瘤。

（2）高血压：可以导致动脉内膜增厚、弹性纤维破坏、胶原纤维增生等改变，使得动脉壁失去原有的韧性和弹性，变得脆弱，易于形成动脉瘤。

（3）动脉硬化：是指由于血管内壁损伤而引起的反应性改变，如血管内皮细胞损伤、脂质沉积等，导致血管壁增厚、弹性降低、抗张能力下降，容易形成动脉瘤。

此外，颅内动脉瘤的形成还与一些遗传因素、感染、药物等因素有关，但目前病因尚未完全明确。

3. 发病机制

颅内动脉瘤的发病机制主要是由于动脉壁结构的异常导致动脉壁变得薄弱、容易扩张形成瘤袋。当血液经过这个瘤袋时，血流速度会下降，血液在瘤袋内形成漩涡状，从而促进血管内血小板和纤维蛋白形成，最终形成血栓。血栓的形成进一步导致瘤袋内血压升高，引起瘤壁的进一步膨胀和扩张，最终可能破裂出血。

颅内动脉瘤的发病机制还可能涉及血管壁的炎症、血管收缩素的作用、血液流体力学等多种因素。具体来说，炎症可能引起动脉壁的破坏和修复过程，导致血管壁变得薄弱；血管收缩素则可能通过收缩血管壁，导致动脉瘤形成；而血液流体力学则与血液流速、血流动力学等因素有关，可能对颅内动脉瘤的发展和破裂产生影响。总之，颅内动脉瘤的发病机制比较复杂，目前仍需进一步研究和探索。

4. 临床表现

颅内动脉瘤的临床表现取决于其大小、位置、数量、生长速度和是否破裂等因素，表现形式因人而异，也有可能没有明显的症状，只是通过影像学检查时偶然发现。以下是常见的颅内动脉瘤临床表现。

（1）头痛：颅内动脉瘤的头痛表现因人而异，有些患者可能没有头痛，而有些患者可能出现剧烈的头痛或偏头痛。

（2）眩晕：眩晕是颅内动脉瘤的一个比较常见的症状。

（3）神经系统症状：颅内动脉瘤压迫周围神经组织时，可能出现神经系统症状，如面瘫、听力下降、视力模糊、语言障碍、半身不遂等。

（4）意识障碍：在一些情况下，颅内动脉瘤破裂导致颅内出血，可能会引起昏迷等意识障碍症状。

（5）癫痫：颅内动脉瘤破裂后，可能引起癫痫发作。

（6）其他症状：颅内动脉瘤破裂后，还可能出现呕吐、意识模糊、颈部僵硬等症状。

5. 影像学检查

颅内动脉瘤的影像学表现会因瘤体大小、形态、部位等不同而有所差异，一般采用以下方法进行检查和诊断。

（1）头颅 CT：可显示颅内动脉瘤的形态、大小、位置和与周围组织的关系等信息。

（2）头颅 MRI：比 CT 更为精细，可以显示动脉瘤的形态、大小、壁面的结构、周围组织和神经的影像等信息。

（3）数字减影血管造影（DSA）：是一种最准确的颅内动脉瘤诊断方法，能够显示动脉瘤的大小、形态、部位、出血情况以及周围动脉、静脉的情况等。

（4）磁共振血管成像（MRA）：无须注射造影剂，可以显示血管病变的情况，尤其是较小的动脉瘤。

在影像学检查中，颅内动脉瘤通常呈现为圆形或椭圆形的影像，其形态和大小因瘤体的部位和病程不同而异。在 DSA 中，动脉瘤常常呈现为血管膨胀，周围动脉呈现细小和弯曲等特点。MRI 和 MRA 可以显示颅内动脉瘤壁面的结构，如有无钙化、壁面平滑或不规则等特征。

6. 诊断与鉴别诊断

颅内动脉瘤的诊断主要依据影像学检查的特征性表现，如 DSA 、CTA 、MRA，并根据 CT 或 MRI 检查明确病变的位置。其中 CTA 是常规的首选检查方法，可以清晰显示血管的三维结构，对于颅内动脉瘤的诊断和定位有很好的帮助。而 DSA 则可以进一步检出 CTA 阴性的颅内动脉瘤，并用于介入治疗。医生可根据患者具体情况选择合适的影像学检查方法，以明确颅内动脉瘤的诊断和定位。

7. 治疗

颅内动脉瘤的治疗手段因病情不同而异，治疗颅内动脉瘤需要综合考虑患者的年龄、病情、症状等因素，选择最适合患者的治疗方案，目前主要的治疗手段包括以下几种。

（1）手术治疗：手术是治疗颅内动脉瘤最常用的方法之一。手术可以通过直接切除瘤体或在瘤体颈部放置金属夹子等方式阻断动脉瘤的供血。

（2）介入治疗：介入治疗是一种非手术治疗方式，通过经血管的方式将导管和器械送达到颅内动脉瘤位置，然后通过夹闭瘤颈、铺设支架等方式进行治疗。

（3）药物治疗：药物治疗主要是针对颅内动脉瘤引起的症状进行治疗，如控制头痛、抗癫痫、降低血压等。

（4）观察治疗：对于某些小型、无症状或生长缓慢的颅内动脉瘤，可以选择观察治疗，定期进行影像学检查观察瘤体变化。

8. 预防

颅内动脉瘤的预防主要是针对一些可能增加发病风险的因素进行干预，这些措施虽然能够降低颅内动脉瘤的发病风险，但不能完全预防颅内动脉瘤的发生。如果有疑似颅内动脉瘤的症状或家族遗传史，应定期进行检查。具体措施如下。

（1）控制高血压：高血压是导致颅内动脉瘤形成和破裂的重要因素之一，因此要积极控制血压。

（2）避免吸烟和饮酒：长期吸烟和饮酒可能会增加颅内动脉瘤的发生风险，因此应尽量避免吸烟和饮酒。

（3）控制血脂水平：血脂异常可能会增加颅内动脉瘤的发生风险，因此要注意控制血脂水平。

（4）避免头部外伤：头部外伤可能会引起颅内动脉瘤的破裂，因此要避免头部外伤，尤其是剧烈的头部震荡。

（5）定期体检：对于有高血压、血脂异常、家族遗传史等风险因素的人群，应定期进行体检和检查，及时发现病变情况。

第九章 超声检查

第一节 甲状腺彩超

一、甲状腺弥漫性改变

甲状腺弥漫性改变是指甲状腺的大小、形态和结构发生改变，通常是指甲状腺增大并出现结节，没有明显的肿块。甲状腺弥漫性改变的发生机制涉及多个方面，其中自身免疫性疾病是最常见的病因。还可能包括以下几个方面。

（1）自身免疫性疾病：甲状腺弥漫性改变最常见的病因是自身免疫性甲状腺疾病，如 Graves 病等。这些疾病的发生与机体免疫系统异常有关，导致机体产生抗甲状腺抗体，攻击自身甲状腺组织，引起甲状腺组织的弥漫性改变。

（2）营养不良：甲状腺弥漫性改变也可能与营养不良有关，如碘缺乏病。碘是甲状腺合成甲状腺激素的重要元素，缺乏碘会导致甲状腺合成的甲状腺激素不足，引起甲状腺弥漫性改变。

（3）炎症和感染：炎症和感染也可能引起甲状腺弥漫性改变，如亚急性甲状腺炎和急性甲状腺炎等。

（4）放射线暴露：长期接触放射线也可能导致甲状腺弥漫性改变。

（一）临床表现

（1）甲状腺肿大：甲状腺弥漫性改变的患者常常会出现甲状腺肿大，颈部可触及肿块，有时会出现不适感。

（2）声音嘶哑：甲状腺肿大可能压迫声带，导致声音嘶哑。

（3）吞咽困难：甲状腺肿大也可能压迫食管，导致吞咽困难。

（4）甲状腺功能异常：甲状腺弥漫性改变可能伴随甲状腺功能的改变，如甲亢或甲减等，可能出现心悸、手颤、代谢率增加或下降等症状。

（5）神经精神症状：甲状腺弥漫性改变在严重的情况下可能会对神经系统产生影响，如焦虑、抑郁、记忆力减退等。

（二）治疗

治疗甲状腺弥漫性改变的方法包括药物治疗、手术治疗和放射性碘治疗等，建议定期进行 B 超检查，具体治疗方法需根据病情而定。

（三）预防

日常生活中避免甲状腺弥漫性改变的发生，须保持均衡的饮食，多吃富含碘的食物，如海产品、海带、紫菜等，并避免过量摄入；长期使用某些药物可能会对甲状腺产生影响，如锂盐、苯妥英钠等，应在医生指导下遵医嘱使用；避免接触有害物质，如尽量避免接触 X 线、紫外线等有害物质；应定期进行甲状腺功能检查和超声等检查，以早发现、早诊断、早治疗。

二、甲状腺结节

甲状腺结节是指甲状腺细胞在局部异常生长所引起的散在病变，

有 5% ～ 15% 的甲状腺结节为恶性，即甲状腺癌。甲状腺结节可以是单个的结节，也可以是多个结节，大小不一，通常在甲状腺中央或者两侧出现。

（一）病因与发生机制

甲状腺结节的病因和发生机制目前尚未完全明确，但可能与以下几个因素有关。

（1）遗传因素：甲状腺结节可能有一定的遗传倾向，有家族史的患者患上甲状腺结节的风险更高。

（2）碘摄入不足：碘是合成甲状腺激素的重要元素，食物中缺碘时，TSH 增加，刺激甲状腺合成甲状腺激素，形成结节。

（3）炎症和感染：甲状腺炎和感染也可能导致甲状腺结节的出现，其中亚急性甲状腺炎和化脓性甲状腺炎更容易形成结节。

（4）放射线：甲状腺长期接触放射线也可能导致甲状腺结节的发生。

（5）其他因素：饮食、环境污染、应激等因素也可能与甲状腺结节的发生有关。

（二）临床表现

甲状腺结节的临床表现多样，大多数甲状腺结节患者没有临床症状，但在一些情况下，甲状腺结节可能会引起以下症状。

（1）甲状腺肿大：结节可能会导致甲状腺肿大，颈部可触及肿块，有时会出现不适感。

（2）声音嘶哑：如果结节压迫了声带，可能会导致声音嘶哑。

（3）吞咽困难：如果结节压迫了食管，可能会导致吞咽困难。

（4）甲状腺功能异常：有些结节可能会分泌过多的甲状腺激素，导致甲亢，出现心悸、手颤、代谢率增加等症状。而有些结节可能会导致甲减，出现疲乏、体重增加、便秘等症状。

（5）疼痛：一些结节可能会引起甲状腺区域的疼痛或不适感。

（三）治疗

治疗方法因人而异，对于良性结节可考虑随访观察，定期对患者进行体格检查和甲状腺功能检查，少数情况下，可选择 TSH 抑制治疗、放射性碘治疗，对于体积较大的甲状腺结节，并伴随吞咽困难、呼吸困难的，可以考虑手术切除。

（四）预防

甲状腺结节的预防措施需要根据个体情况来制定，如有任何疑问或不适，应及时就医咨询。同时，如果已经患有甲状腺结节或其他甲状腺疾病，应按照医生的建议进行治疗和管理。日常生活中注意营养均衡，适当摄取含碘食物，如海藻、海鱼等。注意不要过量摄入碘，以免导致甲状腺功能异常，避免接触有害物质，长期接触放射线、化学物质等有害物质可能会增加甲状腺结节的风险；定期进行甲状腺超声和甲状腺功能检查，及时发现和治疗甲状腺结节和其他甲状腺疾病；管理慢性甲状腺炎，如果已经患有慢性甲状腺炎，要按照医生的建议进行治疗和管理，以减少甲状腺结节的风险。

三、甲状腺囊肿

甲状腺囊肿是指甲状腺内形成的液体或半固体物质所形成的囊肿，通常是由于甲状腺组织发生结节或良性肿瘤引起的。囊肿在甲状腺组织内形成，可导致甲状腺的肿大，压迫周围组织或神经，引起不适或疼痛。

（一）病因与发生机制

甲状腺囊肿的病因和发生机制尚未完全明确，但可能与以下几个因素有关。

（1）碘缺乏或过量：甲状腺囊肿与碘的摄入量有关，碘摄入不足或过量都可能导致甲状腺囊肿的发生。

（2）甲状腺炎或感染：甲状腺炎和感染也可能导致甲状腺囊肿的形成，其中亚急性甲状腺炎和化脓性甲状腺炎更容易形成囊肿。

（3）甲状腺结节的退化：一些甲状腺结节可能会逐渐退化，形成囊肿。

（4）基因突变：甲状腺囊肿的发生也可能与基因突变有关，但这种情况比较少见。

需要注意的是，大部分甲状腺囊肿是良性的，但也有一定比例的甲状腺囊肿是恶性的，因此对于发现甲状腺囊肿的患者，需要进行细致的检查和评估，以确定囊肿的性质和治疗方案。

（二）临床表现

甲状腺囊肿的临床表现多样，但大部分情况下，囊肿不会引起明显的症状，只是在体检或其他检查中无意中被发现。以下是甲状腺囊肿可能出现的临床表现。

（1）颈部肿块：甲状腺囊肿可能会引起颈部的肿块或肿胀，有时可能会影响正常的呼吸和吞咽。

（2）声音嘶哑：如果囊肿压迫了喉返神经，可能会导致声音嘶哑。

（3）吞咽困难：如果囊肿压迫了食管，可能会导致吞咽困难。

（4）颈部疼痛：一些甲状腺囊肿可能会引起颈部的疼痛或不适感。

需要注意的是，大部分甲状腺囊肿是良性的，但也有一定比例的甲状腺囊肿是恶性的，因此对于发现甲状腺囊肿的患者，需要进行细致的检查和评估，以确定囊肿的性质和治疗方案。

（三）治疗

甲状腺囊肿的治疗的选择取决于囊肿的大小、位置、类型，以及患者的身体状况和症状。一般有以下几种治疗方法：①观察治疗，对于囊肿较小、无症状、无异常表现的患者，可以采取观察治疗，定期进行超声检查和甲状腺功能检查，以监测囊肿的大小和变化情况。②药物治疗，主要是针对囊肿的症状和功能异常进行治疗，如甲状腺激素替代治疗、甲状腺抑制剂等，但药物治疗对于囊肿的治疗并不明显，主要适用于治疗相关的甲状腺功能异常等。③对于囊肿较大或症状明显的患者，可以采取细针穿刺抽液的方法，将囊肿内的液体抽出，以减轻囊肿的压迫症状。④手术治疗：对于囊肿较大或恶性的患者，可能需要进行手术治疗，如甲状腺部分切除或全切除术。手术治疗的目的是彻底清除囊肿或恶性肿瘤，以及减轻囊肿对周围组织的压迫和损伤。

保持健康的生活方式和定期体检是预防甲状腺囊肿的有效措施。

（四）预防

日常生活中注意均衡饮食，多吃富含维生素和矿物质的食物，如海藻、海鱼、海产品、新鲜蔬菜、水果等，以满足机体对营养物质的需要。避免长时间接触放射线和化学物质，如电离辐射、放射性物质、有机溶剂、重金属等，以减少甲状腺囊肿的发生风险。避免摄入过量碘：避免摄入过量碘，尤其是在碘缺乏地区，过量摄入碘会增加甲状腺囊肿的发生风险。定期进行甲状腺超声检查和甲状腺功能检查，以及其他相关检查，如颈部 CT、MRI 等，及时发现和治疗甲状腺囊肿。

四、颈部淋巴结肿大

淋巴结是人体内的一种免疫系统组织，分布于全身各部位，如颈部、腋窝、腹股沟等。当机体受到感染、炎症、肿瘤等刺激时，淋巴结会变硬、变痛、增大，形成淋巴结肿大。

（一）病因与发生机制

淋巴结肿大的病因和发生机制很复杂，可能与以下几个因素有关。

（1）感染：感染是淋巴结肿大最常见的原因。当身体遭受感染时，淋巴结会产生炎症反应，导致淋巴结肿大。常见的感染包括细菌感染、病毒感染、真菌感染等。

（2）免疫系统疾病：免疫系统疾病也可能导致淋巴结肿大，如风湿性关节炎、系统性红斑狼疮、干燥综合征等。

（3）肿瘤：淋巴瘤和固体瘤都可能导致淋巴结肿大，其中淋巴瘤是最常见的原因。

（4）药物反应：某些药物可能会导致淋巴结肿大，如抗生素、抗癌药物等。

（5）其他原因：淋巴结肿大也可能与代谢性疾病、先天遗传疾病等有关。

需要注意的是，淋巴结肿大的病因和发生机制复杂多样，需要进行全面的检查和评估，以确定具体的病因和治疗方案。

（二）临床表现

淋巴结肿大的临床表现因病因和肿大部位不同而异，一般表现为以下几个方面。

（1）肿块：淋巴结肿大后会形成肿块，大小不一，可以单个或多个出现。

（2）疼痛：部分淋巴结肿大时会伴随疼痛，疼痛程度因病因不同而异，有的可能疼痛明显，有的则不易察觉。

（3）红肿：淋巴结肿大后周围组织可能会出现红肿的症状。

（4）体温升高：淋巴结肿大常常会引起发热、寒战等症状。

（5）乏力、疲劳：淋巴结肿大后可能会出现乏力、疲劳的症状。

需要注意的是，淋巴结肿大虽然是很常见的症状，但也可能是某些疾病的表现，如感染、淋巴瘤、结缔组织病等，因此如果发现淋巴结肿大需要及时就医，进行全面的检查和评估，以确定具体的病因和治疗方案。

（三）治疗

治疗应该针对其原因，如感染、炎症、肿瘤等。对于感染和炎症引起的淋巴结肿大，应该采取针对性的抗生素或抗炎药治疗；对于淋巴瘤等肿瘤性淋巴结肿大，需要进行化疗、放疗或手术等治疗。

（四）预防

平时应注意休息，避免过度劳累，加强锻炼和充足的睡眠，保持心情愉悦，多摄入富含维生素和矿物质的食物，以增强身体的免疫力预防感染，还应避免接触病毒和细菌，保持手卫生和环境卫生，定期进行体检，及时发现和治疗疾病，避免病情加重和淋巴结肿大。

第二节　心脏彩超

一、升主动脉增宽

升主动脉是从心脏发出的最大动脉，其直径通常应该小于4cm。当升主动脉直径增大到4.5cm或以上时，就被认为是升主动脉增宽。升主动脉增宽是一种比较常见的心血管疾病，常见于中老年人群。

（一）病因与发生机制

升主动脉增宽的病因和发生机制比较复杂，可能与多种因素有关，包括以下几个方面。

（1）遗传因素：升主动脉增宽可能是一种遗传性疾病，某些基因突变可能会导致动脉壁的弹性降低，从而引发升主动脉增宽。

（2）动脉硬化：动脉硬化是升主动脉增宽的主要原因之一。动脉硬化会导致动脉壁的弹性下降，容易发生扩张和破裂。

（3）高血压：长期的高血压可能会导致升主动脉增宽，因为高血压会使得动脉壁承受更大的压力和张力，从而导致动脉壁的扩张和变形。

（4）动脉炎症：某些系统性疾病，如结缔组织病、风湿性关节炎等，会引起全身性的动脉炎症，进而导致升主动脉增宽。

（5）某些感染：例如梅毒、淋病等感染可能会导致升主动脉增宽。

（6）其他因素：过度吸烟、肥胖、高胆固醇、糖尿病等因素也可能与升主动脉增宽的发生有关。

（二）注意事项

升主动脉增宽常见于中老年人群，轻度的升主动脉升高不需要干预治疗，只需要定期复查就可以。但是伴有基础疾病及并发症的升主动脉增宽需要及时就诊，平时生活中需要注意以下事项。

（1）控制血压：高血压是升主动脉增宽的主要危险因素之一，因此需要控制血压。通过保持健康的饮食习惯、适量运动和药物治疗等，可以有效控制血压。

（2）控制血脂：高血脂是升主动脉增宽的另一个危险因素，因此需要通过控制饮食、适当运动和药物治疗等方法控制血脂水平。

（3）不吸烟：吸烟是升主动脉增宽的危险因素之一，因此需要戒烟或者尽量减少吸烟量。

（4）避免过度劳累：过度劳累可能会加重升主动脉的负担，因此需要避免过度劳累和过度激动。

（5）定期体检：对于有家族中有升主动脉增宽的患者或者有其他心血管疾病的患者，需要定期进行体检和超声心动图等检查，及时发现和治疗可能存在的问题。

需要注意的是，升主动脉增宽是一种慢性病，预防需要长期的坚持和维护。遵循健康的生活方式，定期体检和治疗，可以有效预防升主动脉增宽的发生。

二、心房增大

心房增大是指心房的大小和容量增加。心房是心脏的两个上腔，分别为左心房和右心房，是心脏的前房。心房增大通常是由于心脏负担过重或心脏病引起的。

心房增大可以分为左心房增大和右心房增大两种类型。左心房增大：左心房增大通常是心脏左侧的负担过重导致的，例如高血压、二尖瓣狭窄、冠心病、心房颤动等疾病都可以导致左心房增大。左心房增大时，心脏左侧的负担会增加，导致心肌变厚，甚至发生心力衰竭。右心房增大：右心房增大通常是肺部疾病或心脏右侧的负担过重导致的，例如肺动脉高压、肺栓塞、肺气肿、肺炎等疾病都可能导致右心房增大。右心房增大时，心脏右侧的负担会增加，导致心肌变厚，最终导致心力衰竭。

（一）病因与发生机制

心房增大的病因和发生机制比较复杂，但通常与以下几个方面有关。

（1）高血压：高血压是导致左心房增大的主要原因之一。长期的高血压会导致心脏负担过重，心肌增厚，最终导致心房增大。

（2）心脏病：各种心脏病都可能导致心房增大，如心房颤动、二尖瓣狭窄、冠心病等。心脏病会导致心脏负担过重，心肌增厚，最终导致心房增大。

（3）肺部疾病：肺部疾病如肺动脉高压、肺栓塞、肺炎等也可能导致右心房增大。肺部疾病会导致肺血管阻力增加，心脏负担加重，最终导致心房增大。

（4）其他疾病：其他疾病如甲亢、糖尿病、贫血等也可能导致心房增大。

心房增大的发生机制比较复杂，但主要是由于心脏负担加重导致的。心脏负担加重会导致心肌细胞增生和肥大，最终导致心房增大。心房增大会导致心房肌肉收缩力下降，血流淤积，容易形成血栓，增加心脏病发作的风险。因此，及早发现和治疗心房增大显得尤为重要。

（二）临床表现

心房增大的临床表现与病因、病情严重程度等因素有关。以下是一些常见的心房增大的临床表现。

（1）呼吸困难：心房增大会导致心脏负荷加重，影响心脏功能，从而导致呼吸困难。

（2）心悸和胸痛：心房增大会导致心脏的收缩和舒张功能受到影响，从而引起心悸和胸痛。

（3）疲劳和乏力：心房增大会导致心脏负荷加重，影响心脏的功能，从而导致疲劳和乏力。

（4）水肿：心房增大会导致心脏功能异常，引起水分代谢紊乱，从而导致水肿。

（5）颈静脉充盈：左心房增大时，颈静脉充盈明显，且颈静脉脉搏波呈现双峰或者三峰式波形。

（6）肝脏肿大：心房增大会导致肝脏充血和肝细胞损伤，从而引起肝脏肿大。

（7）心律失常：心房增大会导致心脏的收缩和舒张功能受到影响，从而引起心律失常。

需要注意的是，心房增大的症状不一定都明显，有些人可能没有症状，因此，定期进行心脏检查和监测对于早期发现和治疗心房增大至关重要。

（三）治疗

心房增大的治疗主要包括以下几个方面。

（1）治疗原发病：对于引起心房增大的原发病，如高血压、心脏病等，需要积极治疗，以减轻心脏负荷，降低心房压力，从而达到缓解心房增大的目的。

（2）药物治疗：药物治疗包括利尿剂、洋地黄类药物、β 受体阻滞剂等。这些药物可以有效地降低心脏负荷，减轻心房压力，缓解心房增大的症状。

（3）心房射频消融术：对于心房颤动导致的心房增大，可以采用心房射频消融术进行治疗。这种治疗方法可以通过破坏心房内的异常传导组织，恢复心脏正常的节律，从而减轻心脏负荷，缓解心房增大的症状。

（4）手术治疗：对于心房增大严重、药物治疗无效的患者，可能需要手术治疗。手术治疗包括心房肌切除术、房室分流术、心脏移植等，能够有效地缓解心房增大的症状，并提高生存质量。

需要注意的是，心房增大的治疗需要结合具体病情进行个体化治疗，选择合适的治疗方法和药物，并定期进行随访和检查，以及积极预防心房颤动等并发症的发生。

（四）预防

心房增大的预防措施主要包括以下几个方面。

（1）控制高血压：高血压是导致心房增大的主要原因之一，因此，控制高血压是预防心房增大的关键措施之一。可以通过饮食调整、运动锻炼、药物治疗等方式控制高血压。

（2）饮食保健：多吃蔬菜、水果、粗粮等富含纤维素的食物，减少烟酒的摄入，限制盐和油的摄入，有助于预防心房增大等心脏疾病。

（3）运动锻炼：适度的运动锻炼可以提高心肺功能，增强心脏的耐受性，预防心血管疾病，从而预防心房增大。

（4）定期检查：定期进行心脏检查，及时发现心脏问题，有助于早期发现和治疗心房增大等心脏疾病。

（5）管理心理压力：长期的心理压力会导致心脏负荷加重，增加心房增大的风险，因此，要学会管理心理压力，保持良好的心态。

三、心室增大

心室增大指的是心室的大小超过了正常范围，通常是心脏负荷过重造成的。心室增大通常分为左心室增大和右心室增大两种类型。

（一）病因与发生机制

心室增大的病因和发病机制与心脏负荷过重、心脏疾病等有关。具体包括以下几个方面。

（1）高血压：长期的高血压会导致心脏负荷加重，使心室壁厚度逐渐增厚，从而导致心室增大。

（2）冠心病：冠心病是指冠状动脉血管狭窄或阻塞，导致心肌缺血缺氧的疾病。心肌缺血缺氧会导致心肌细胞损伤和死亡，从而引起心室增大。

（3）心肌病：心肌病是一组心肌功能障碍性疾病，包括肥厚型心肌病、扩张型心肌病、限制型心肌病等。这些疾病会导致心肌结构和功能异常，使心室逐渐增大。

（4）肺部疾病：肺部疾病如慢性阻塞性肺疾病、肺动脉高压等会导致肺部阻力增加，使右心室负荷过重，从而导致右心室增大。

（5）其他心脏疾病：心脏瓣膜疾病、心律失常等也可能导致心室增大。

心室增大的发病机制主要包括心肌细胞增生、心肌细胞肥大和心肌细胞凋亡等。长期的心脏负荷过重会导致心肌细胞增生和肥大，从而使心室壁厚度增加，心腔容积增大，最终导致心室增大。此外，心肌细胞凋亡也是心室增大的一种机制，当心肌细胞死亡时，会释放出一些生长因子和细胞因子，进一步刺激心肌细胞增生和肥大。

（二）临床表现

心室增大的临床表现主要包括气促、胸闷、心悸、水肿、心律不齐等，严重的心室增大还可能导致心衰、心律失常、猝死等并发症。

（三）治疗

心室增大的治疗需要根据具体病因进行治疗，主要包括以下几个方面。

（1）控制病因：如果心室增大是高血压、冠心病、心肌病等引起的，需要积极控制病因，如控制血压、治疗冠心病、心肌病等，以减轻心脏负荷，从而缓解心室增大的症状。如果是肺部疾病引起的右心室增大，需要治疗肺部疾病，以减轻右心室的负荷。

（2）药物治疗：药物治疗可以帮助减轻心脏负荷，缓解心室增大的症状。例如，利尿剂可以减轻体内液体负荷，降低心脏负荷；洋地黄类药物可以增强心肌收缩力，改善心脏功能；β受体阻滞剂可以减缓心脏负荷，防止心肌细胞增生和肥大等。

（3）心脏手术：在一些严重的心室增大病例中，可能需要进行心脏手术治疗。如左心室增大严重的患者可能需要进行房室传导束切开术或心室肌切除术等手术治疗。

（4）生活方式调整：调整生活方式也非常重要，如戒烟、戒酒、健康饮食、适量运动等，有助于减轻心脏负荷，减缓心室增大的进程。

需要注意的是，治疗心室增大需要结合个人的具体情况进行综合治理，同时还要积极预防其他心脏疾病的发生，保持良好的生活习惯和健康状态。如果出现心室增大的症状，应及时就医，接受专业的诊断和治疗。

（四）预防

心室增大可以通过以下措施进行预防。

（1）控制血压：高血压是引起心室增大的最常见原因，因此，保持正常的血压水平非常重要。控制血压可以通过适当的药物治疗、健康饮食、减轻体重和适度运动等方式来实现。

（2）减轻体重：过重会增加心脏的负担，因此，减轻体重可以减少心脏的负担，预防心室增大的发生。

（3）戒烟、戒酒：吸烟和饮酒会对心脏健康造成很大的危害，因此，戒烟、戒酒可以有效地预防心室增大的发生。

（4）保持健康饮食：均衡、健康的饮食可以降低心脏疾病的风险，包括心室增大。建议多食用蔬菜、水果、全谷物、低脂肪乳制品和瘦肉等健康食品，尽量避免食用高脂肪、高盐和高糖食品。

（5）适度运动：适度的运动可以增强心肌功能，改善心血管健康，预防心室增大的发生。建议每周进行至少150min的中等强度有氧运动，如快走、骑车和游泳等。

总之，通过合理的生活方式和健康的习惯，可以有效地预防心室增大的发生。如果出现心室增大的症状，应及时就医，接受专业的诊断和治疗。

四、左心室收缩功能降低

左心室收缩功能降低是指左心室的收缩能力下降，不能有效地将血液泵送到体循环中去。

（一）病因与发生机制

（1）冠心病：冠心病是导致左心室收缩功能降低的最常见原因，冠状动脉狭窄或阻塞，心肌供血不足，导致心肌损伤和功能下降。

（2）高血压：长期高血压会导致左心室负荷过重，心肌肥厚，从而降低左心室收缩功能。

（3）心肌病：心肌病是一种心肌结构和功能异常的疾病，可以导致心肌收缩和舒张功能障碍，进而导致左心室收缩功能下降。

（4）心脏瓣膜疾病：心脏瓣膜疾病可以导致左心室负荷过重，心肌肥厚，从而降低左心室收缩功能。

（5）心肌缺血和心肌梗死：心肌缺血和心肌梗死会导致心肌损伤和死亡，进而降低左心室收缩功能。

（二）临床表现

左心室收缩功能降低的表现包括疲劳、气短、心悸、胸痛等症状。如果怀疑自己有左心室收缩功能降低的情况，应该尽快就医，接受专业的诊断和治疗，以避免并发症的发生。

（三）治疗

左心室收缩功能降低的治疗包括以下几个方面。

（1）治疗基础疾病：如高血压、冠心病、心脏瓣膜疾病等。对于这些疾病的治疗可以减轻心脏负荷，改善心肌缺血，从而提高左心室收缩功能。

（2）药物治疗：常用的药物包括 ACEI/ARB、β 受体阻滞剂、利尿剂等，可以降低血压、减轻心脏负荷，改善心肌缺血，从而改善左心室收缩功能。

（3）心脏重建手术：对于严重的心脏瓣膜疾病、冠心病等病情，可能需要进行心脏重建手术或心脏移植等治疗。

（4）心脏康复：适量的体育锻炼和心理治疗可以改善心脏功能、改善心理状态，从而提高生活质量。

（5）其他治疗：如心脏起搏器、心脏支持装置等，可以帮助心脏正常工作。

（四）预防

左心室收缩功能降低的预防主要包括以下几个方面。

（1）控制危险因素：如控制血压、血糖、血脂等，戒烟、戒酒，保持健康的生活方式。

（2）保持健康的体重：超重和肥胖会增加心脏负荷，导致心肌肥厚。保持适当的体重可以减轻心脏负荷，预防左心室收缩功能降低。

（3）适度的体育锻炼：适度的体育锻炼可以提高心肺功能、预防心脏病，但过度运动会增加心脏负荷，导致心肌损伤和功能下降。

（4）饮食保健：保持饮食均衡，减少高脂肪、高盐、高糖等食物的摄入，增加水果、蔬菜、全谷类食物的摄入。

（5）定期体检：定期体检可以及早发现心脏疾病，进行早期干预，预防左心室收缩功能降低。

总之，预防左心室收缩功能降低需要进行全面的健康管理，包括控制危险因素、保持健康的生活方式、适量的体育锻炼、饮食保健等。同时，定期体检是及早发现心脏疾病，预防左心室收缩功能降低的重要措施。

五、心室舒张功能减退

心室舒张功能减退是指心室在舒张期间无法充分放松和扩张，导致心脏收缩时无法将足够的血液泵入体内。心室舒张功能减退是一种心肌病变，主要与心肌纤维的肥大、僵硬、纤维化等有关。

（一）病因与发生机制

心室舒张功能减退的病因和发病机制比较复杂，常见的病因包括以下几个方面。

（1）高血压：长期的高血压会导致心室负荷过重，使心肌细胞肥大、僵硬，从而影响心室舒张功能。

（2）冠心病：冠心病会导致心肌缺血缺氧，从而引起心肌细胞坏死和纤维化，影响心室舒张功能。

（3）心肌病：心肌病是一种心肌结构和功能异常的疾病，包括扩张型心肌病、肥厚型心肌病等，都可能导致心室舒张功能减退。

（4）糖尿病：糖尿病会影响心肌代谢和能量供给，导致心肌细胞功能异常，从而影响心室舒张功能。

（5）其他因素：如心脏瓣膜疾病、心肌炎、药物毒性等，都可能导致心室舒张功能减退。

心室舒张功能减退的发病机制也比较复杂，主要涉及心肌细胞、心肌间质和神经内分泌等多个方面的改变。其中，心肌细胞的肥大和纤维化是导致心室舒张功能减退的重要机制之一。心肌细胞肥大和纤维化会使心肌变得僵硬，影响心室的舒张和充盈能力。此外，心肌间质的纤维化也会影响心室的舒张功能，从而导致心室舒张功能减退。神经内分泌方面，肾素－血管紧张素－醛固酮系统的激活也会促进心肌细胞的肥大和纤维化，进一步加重心室舒张功能减退的程度。

（二）临床表现

心室舒张功能减退的临床表现比较复杂，具体表现因病情轻重而异，常见的症状包括以下几个方面。

（1）呼吸困难：心室舒张功能减退导致心脏无法充分充盈，使得肺部淤血加重，导致呼吸困难。

（2）疲劳：心脏泵血能力下降，身体各个部位供氧不足，导致疲劳感加重。

（3）水肿：心室舒张功能减退，心脏无法有效排出体内多余液体，导致水肿。

（4）腹胀：心脏泵血能力下降，肝脏、肾脏等器官的血液循环受影响，导致腹部胀满。

（5）心悸：心脏泵血能力下降，心脏需要更加努力地工作，导致心悸。

（6）晕厥：心脏泵血能力下降，大脑供氧不足，导致晕厥。

此外，心室舒张功能减退还可能导致心律失常、胸痛等症状。如果出现上述症状，应及时就诊，进行相关检查和治疗。

（三）治疗

心室舒张功能减退的治疗需要综合考虑患者的病因、病情和身体状况，包括以下方面。

（1）控制基础疾病：如高血压、冠心病、糖尿病等，积极进行治疗，减轻心脏负担，改善心室舒张功能。

（2）药物治疗：包括利尿剂、ACEI/ARB、β 受体阻滞剂等，这些药物可以减轻心脏负荷，改善心室舒张功能。

（3）心脏康复：通过适量的运动和康复训练，可以提高心肺功能，改善心脏代谢和能量供给，从而改善心室舒张功能。

（4）手术治疗：对于严重的心室舒张功能减退，可能需要进行心脏移植或人工心脏置换等手术治疗。

（5）饮食调整：饮食应健康均衡，避免过量摄入盐分和高脂肪食物，有助于控制体重和降低血压，改善心脏功能。

（6）生活方式调整：戒烟、戒酒、保持良好的睡眠质量，有助于减轻心脏负荷，改善心室舒张功能。

需要注意的是，心室舒张功能减退是一种慢性疾病，需要长期的治疗和管理，患者应定期进行复查和监测，遵循医生的治疗建议，合理调整生活方式，以维持良好的心脏功能。

（四）预防

心室舒张功能减退的预防包括以下几个方面。

（1）定期体检：定期进行身体检查，及时发现和处理潜在的心血管疾病，如高血压、冠心病等。

（2）健康饮食：避免高脂肪、高盐、高糖、高胆固醇的饮食，多食用蔬菜、水果、全谷类食品等，保持健康的体重。

（3）戒烟、戒酒：避免烟草和乙醇的摄入，相关物质会对心血管系统产生负面影响。

（4）适量运动：适量的有氧运动有助于提高心肺功能、降低血压和血脂，从而保持心血管健康。

（5）管理慢性疾病：对于已经患有慢性疾病的人群，如高血压、糖尿病等，应积极进行治疗和管理，有效控制病情，避免心室舒张功能减退的发生。

（6）健康的生活方式：保持良好的生活习惯，如充足的睡眠、减轻压力、避免过度疲劳等，有助于保护心血管系统。

第三节　消化系统、泌尿系统彩超

一、脂肪肝

正常肝脏脂肪含量低于5%，超过5%则为肝脏脂肪浸润，常简称为脂肪肝。病理上为肝细胞内含有过量的甘油三酯。根据脂肪浸润范围，分为弥漫性和局灶性脂肪肝。

（一）病因与发生机制

脂肪肝的病因及发病机制是多方面的，主要包括以下几个方面。

（1）饮食因素：高脂高热量饮食、过量饮酒等都是诱发脂肪肝的重要因素。

（2）肥胖及代谢综合征：肥胖、胰岛素抵抗等代谢综合征疾病会使脂肪酸在体内积聚，从而导致脂肪肝的发生。

（3）药物因素：一些长期服用的药物，如激素、抗生素、抗癫痫药等也可能导致脂肪肝的发生。

（4）遗传因素：家族遗传倾向、基因突变等也会增加患脂肪肝的风险。

（5）其他因素：如肝炎病毒感染、自身免疫性肝病、营养不良等因素也可能导致脂肪肝的发生。

（二）临床表现

大部分脂肪肝患者没有明显的症状，常常是偶然发现。少数患者可能出现以下表现。①上腹部不适、胀痛感；②乏力、疲劳感；③肝区压痛；④肝大、腹水；⑤胰腺炎；⑥糖代谢异常，如胰岛素抵抗、糖尿病等。

需要注意的是，脂肪肝患者也存在并发症的风险，如肝硬化、肝癌、肝功能损害等。

（三）治疗

脂肪肝的治疗主要包括以下几个方面。

（1）改变生活方式：减轻体重、控制饮食、增加体力活动等生活方式的改变可以有效预防和治疗脂肪肝。

（2）控制血糖和血脂：对于伴有糖尿病和高血脂的脂肪肝患者，需要控制血糖和血脂水平，以减轻脂肪肝的进展。

（3）避免乙醇和药物：对于乙醇性脂肪肝患者，需要完全戒酒，对于长期服用某些药物的患者，需要咨询医生，避免药物对肝脏的损害。

（4）药物治疗：对于严重的脂肪肝患者，医生可以根据患者的具体情况使用一些药物进行治疗，如胰岛素增敏剂、胆汁酸及其类似物等，以改善肝脏功能和减轻脂肪肝的程度。

需要注意的是，脂肪肝的治疗需要长期坚持。同时，需要注意定期随访和检查，以便及时发现并治疗相关并发症。

（四）预防

预防脂肪肝的方法包括以下几个方面。

（1）合理饮食：控制饮食，避免高脂、高热量食品，多吃蔬菜水果，适量摄入蛋白质和碳水化合物。

（2）增加体力活动：适当增加体力活动，锻炼身体，有助于减轻体重、控制血糖和血脂水平。

（3）避免饮酒：长期大量饮酒是导致脂肪肝的重要因素，因此需要避免饮酒。

（4）避免药物：长期使用一些药物会对肝脏产生不良影响，需要避免或减少使用这些药物。

（5）定期检查：定期进行身体检查，发现脂肪肝早期症状，及时进行干预和治疗，以避免疾病的进展。

需要注意的是，脂肪肝的发生和预防与个人生活方式密切相关，因此需要保持健康的生活习惯，养成良好的饮食和锻炼习惯，才能有效预防脂肪肝的发生。

二、肝脏肿瘤

肝脏肿瘤是指在肝脏内部发生的异常肿瘤，可分为原发性和继发性两种。原发性肝癌是指起源于肝脏细胞的恶性肿瘤，常见的类型有肝细胞癌和胆管细胞癌。继发性肝癌则是由其他部位的肿瘤转移至肝脏形成的转移性肝癌。

（一）病因与发生机制

1）病因

肝脏肿瘤的病因和发病机制还不完全清楚，但与以下因素有关。

（1）病毒感染：乙型、丙型肝炎病毒感染是导致肝癌最常见的原因之一。

（2）饮酒：长期大量饮酒可导致肝细胞损伤、肝硬化、肝癌等。

（3）脂肪肝：脂肪肝患者容易发生肝癌。

（4）遗传因素：一些基因突变或遗传病变可导致肝癌的发生。

（5）其他因素：如环境污染、长期接触化学物质等。

2）发病机制

肝脏肿瘤的发病机制涉及多种因素，主要包括以下几个方面。

（1）基因突变：肝癌发生时常伴随着多个基因的突变和表达异常，这些基因的突变和异常表达可能会导致肝细胞的不正常增殖和转化。

（2）慢性炎症：长期的炎症反应可导致肝细胞的损伤和死亡，从而促进癌细胞的生长和扩散。

（3）免疫系统异常：免疫系统的异常活化和失衡也可能会导致肝癌的发生和发展。

（4）肝硬化：长期的肝炎和乙醇滥用等因素可以导致肝硬化，肝硬化是肝癌的高危因素之一，肝癌多发生在肝硬化的基础上。

（二）临床表现

肝脏肿瘤的临床表现因病变性质和病变部位不同而有所差异。以下是一些常见的肝脏肿瘤的临床表现。

（1）肝细胞癌：早期可能无症状，晚期出现上腹部疼痛、乏力、食欲不振、体重下降、恶心、呕吐等症状，肝功能异常，可出现黄疸和肝功能衰竭。

（2）胆管细胞癌：早期症状不明显，晚期可能出现上腹部疼痛、黄疸、恶心、呕吐、食欲不振、体重下降等症状。

（3）肝血管瘤：通常无症状，偶尔可出现腹部不适或疼痛。

（4）肝脏巨大血管瘤：通常无症状，但当瘤体增大时，可能出现上腹部隆起、腹胀、腹部不适、腰痛等症状。

（5）肝转移瘤：常由其他部位的肿瘤向肝脏转移，症状类似原发性肝癌，主要表现为上腹部疼痛、黄疸、体重下降等。

（三）治疗

肝脏肿瘤的治疗方案需要根据病变类型、肿瘤大小、位置、恶性程度等多个因素进行个体化定制，常用的治疗方法包括以下几种。

（1）手术治疗：手术是治疗肝脏肿瘤的主要方法之一，包括肝切除、肝移植等，可以切除肿瘤，是治愈肝癌的最有效手段之一。

（2）化疗：化疗是用化疗药物杀死肿瘤细胞的方法，常用于大面积的肝癌或无法手术切除的患者。

（3）放疗治疗：放疗是用高能量射线杀死肿瘤细胞的方法，常用于无法手术切除的患者或术后辅助治疗。

（4）介入治疗：介入治疗包括肝动脉栓塞、经皮穿刺肿瘤消融、经皮肝穿刺注射等，是一种局部治疗方法，可用于局部肝癌和肝转移瘤的治疗。

（5）靶向治疗：靶向治疗是利用新药物作用于肿瘤细胞的特定靶点，抑制肿瘤细胞的生长和扩散，是治疗晚期肝癌的新方法之一。

需要注意的是，不同治疗方法的适应证和疗效都不同，需要根据患者的具体情况进行选择和评估，同时也需要进行积极的支持治疗和康复治疗，以提高治疗效果和改善患者的生活质量。

（四）预防

肝脏肿瘤的预防包括以下几个方面。

（1）避免饮酒过量：长期饮酒过量是导致肝癌的主要因素之一，因此要适量饮酒或戒酒。

（2）饮食健康：保持饮食健康，避免摄入过多的脂肪、盐、糖等，多吃蔬菜、水果、粗粮等富含纤维素的食物，有助于预防肝癌。

（3）预防病毒感染：乙型肝炎病毒和丙型肝炎病毒是导致肝癌的主要原因之一，因此要加强个人卫生和预防病毒感染。

（4）避免接触有害物质：接触有害物质如化学药品、重金属等，也是导致肝癌的主要原因之一，因此要避免接触有害物质。

（5）定期体检：定期进行肝功能检查和肝超声等检查，可以早期发现肝部异常，及时进行治疗和干预，预防肝癌的发生。

需要注意的是，肝脏肿瘤的预防需要长期坚持，并且要结合自身的身体状况和生活环境进行个性化的预防措施，以保障身体健康。

三、肝海绵状血管瘤

肝海绵状血管瘤为肝脏常见的良性肿瘤，占肝良性肿瘤的80%左右。好发于女性，发生率为男性的4.5～5倍。多见于30～60岁人群。临床上可无任何症状，偶在体检中发现；巨大肿瘤可出现上腹部胀痛不适，肿瘤破裂可致腹腔出血。肿瘤90%为单发，10%为多发。直径从2mm到20cm不等，直径超过5cm者称巨大海绵状血管瘤。

（一）病因与发生机制

目前病因与发病机制还不是非常清楚，但有以下几种可能的因素。

（1）遗传因素：家族遗传因素可能是发生的原因之一。

（2）避孕药和激素替代治疗：长期使用口服避孕药和激素替代治疗可能增加患上肝海绵状血管瘤的风险。

（3）肝炎病毒感染：乙型肝炎病毒感染可能与肝海绵状血管瘤的发生有一定关系。

（4）其他因素：肝硬化、肝脓肿、肝内动脉瘤、肝癌等疾病也可能与肝海绵状血管瘤的发生有关。

（二）临床表现

大部分患者无症状，通常是偶然发现。但是，当血管瘤较大时，可能会出现以下一些症状。

（1）腹部不适：包括腹痛、腹胀、腹部不适等。

（2）恶心、呕吐：可能是肝血管瘤压迫胃部或胰腺引起的。

（3）肝功能异常：如黄疸、肝功能不全等。

（4）腹部包块：当血管瘤较大时，可能会在腹部触及包块。

（5）破裂出血：大型血管瘤可能会破裂出血，引起严重的腹痛、低血压等症状。

（三）治疗

治疗方案主要依据患者的具体情况而定，包括以下几种治疗方式。

（1）观察治疗：对于直径小于3cm的血管瘤，通常不需要特殊治疗，只需要定期进行影像学检查观察其生长情况和病变性质，一般情况下生长缓慢，不会对患者造成危害。

（2）手术治疗：对于直径大于3cm的血管瘤，无法排除恶性病变的患者或出现症状的患者，可能需要手术治疗。手术治疗包括肝叶切除、局部切除或肝移植等，但手术治疗风险较大，需要患者在医生的指导下进行决策。

（3）介入治疗：介入治疗是一种非手术治疗方法，包括经皮肝穿刺抽取、经肝动脉栓塞、经导管射频消融等，可以有效地控制肝血管瘤的生长和缩小其体积。

（4）药物治疗：目前还没有特效药物治疗肝血管瘤，但有研究表明，某些药物如糖皮质激素、雌激素受体调节剂等，可以减缓肝血管瘤的生长速度。

（四）预防

目前尚无特别的预防方法。但是，可以采取以下措施降低肝海绵状血管瘤的发生风险。

（1）避免长期服用口服避孕药和激素类药物，尤其是有肝病史的人群。

（2）控制肝炎病毒感染，及时接受乙肝疫苗接种和治疗。

（3）注意饮食健康，避免过度饮酒和进食高脂肪、高胆固醇的食物。

（4）提高身体免疫力，适当进行体育锻炼和休息，保持心情愉悦。

（5）定期进行肝功能和影像学检查，及时发现潜在的肝病变化。

四、肝肾囊肿

肝肾囊肿是指在肝脏和肾脏中形成的一种液体囊肿，它们通常是良性的，不会引起癌症或其他严重问题。这些囊肿可以单独存在，也可以成为多发性囊肿病的一部分。

（一）病因与发生机制

肝肾囊肿的病因和发生机制尚不完全清楚，但是有些病因和发生机制已经被研究证实。

（1）先天因素：多囊肝病和多发性肾囊肿都是先天性基因突变所

致，通常是遗传性疾病。这些基因突变可能导致肝脏和肾脏中的细胞形成液体囊肿。

（2）肝、肾脏疾病：某些肝、肾脏疾病，如肝硬化和肾炎等，也可能导致囊肿的形成。此外，一些其他疾病，如糖尿病等也与囊肿的形成有关。

（3）肝、肾损伤：肝、肾损伤也可能导致囊肿的形成。例如，肝脏受到长期毒性物质的损害，肾脏受到感染、肾脏结石等的损害，都有可能导致囊肿的形成。

（4）年龄因素：随着年龄的增加，肝、肾囊肿发病率也有所增加。这可能是细胞自然老化和代谢紊乱导致的。

总之，肝肾囊肿的病因和发生机制是多方面的，还需要进一步研究。

（二）临床表现

肝肾囊肿的临床表现因个体差异而异，很多患者没有症状。以下是一些常见的症状。

（1）肝肾区不适感：患者可能会感到肝肾区的隐痛、酸胀或不适感。

（2）肝肾肿大：当肝肾囊肿比较大时，患者可能会感到肝肾肿大，甚至可以在腹壁上摸到肿块。

（3）消化道症状：部分肝肾囊肿患者可能会出现消化道症状，如恶心、呕吐、腹胀等。

（4）压迫周围器官：随着囊肿的增大，可能会压迫周围器官，导致相应的症状。例如，肝囊肿压迫胆管可能导致黄疸，肾囊肿压迫输尿管可能导致尿路梗阻等。

需要注意的是，大多数肝肾囊肿患者没有症状，这些囊肿通常是在体检或影像学检查中偶然发现。如果患者出现上述症状或其他不适，应及时就医，以便尽早诊断和治疗。

（三）治疗

肝肾囊肿通常是良性的，不需要治疗，但如果囊肿比较大或症状明显，可能需要进行治疗。治疗方法如下。

（1）观察治疗：对于较小的、没有症状的囊肿，可以采取观察治疗，定期进行影像学检查，以监测囊肿的大小和变化情况。

（2）手术治疗：如果囊肿比较大、症状明显或可能影响肝肾功能，可能需要进行手术治疗。手术方法包括开放手术和腔镜手术等，根据囊肿的大小和位置选择最适合的手术方法。

（3）穿刺抽液：对于较大的囊肿，可以通过穿刺抽液的方式将囊肿内的液体抽出，以减轻症状和降低囊肿的大小。但需要注意，穿刺抽液可能会导致囊肿再次形成，因此需要在医生的指导下进行。

需要注意的是，肝肾囊肿通常是良性的，治疗的目的是减轻症状和防止囊肿的进一步扩大，而不是彻底治愈。在治疗过程中，需要密切关注囊肿的变化和患者的症状变化，及时调整治疗方案。

（四）预防

肝肾囊肿通常是先天性的，难以预防。但是，可以采取以下措施减少囊肿的发生和扩大的风险。

（1）饮食健康：饮食应均衡，避免摄入过多的油脂和胆固醇，避免过多饮酒。

（2）避免过度用药：长期过度用药可能会对肝肾造成损害，增加囊肿的发生和扩大的风险。

（3）定期体检：定期进行肝肾功能检查和影像学检查，及时发现囊肿，进行监测和治疗。

（4）避免过度劳累：过度劳累可能会对肝肾造成损害，增加囊肿的发生和扩大的风险。

五、胆囊结石

胆囊结石是指在胆囊内形成的硬结石，通常由胆固醇、胆红素或钙盐等物质组成。胆囊结石是比较常见的疾病，尤其在40岁以上的人群中更为常见。

（一）病因与发生机制

胆囊结石的形成是由于胆囊内胆汁成分的改变，包括胆固醇含量过高、胆汁淤积等因素的影响。具体来说，胆囊结石的病因和发生机制包括以下几个方面。

（1）胆囊内胆汁成分改变：胆囊结石的主要成分为胆固醇和胆色素，当胆囊内胆汁中胆固醇、胆色素等成分的浓度过高，或者胆汁中的某些成分含量不足，就容易形成结石。

（2）遗传因素：胆囊结石的发生也与遗传有关。有些人可能存在胆囊内胆汁成分易于形成结石的基因，因此更容易发生胆囊结石。

（3）生活方式：不良的生活方式也可能导致胆囊结石的发生，如长期饮食不规律、高脂饮食习惯、肥胖等因素都可能增加胆囊结石的发生率。

（4）药物因素：某些药物也可能导致胆囊结石的发生，如长期使用口服避孕药和胰岛素等药物。

总之，胆囊结石的形成涉及多种因素的影响，需要注意控制生活方式及饮食习惯，及时治疗胆汁淤积等病因，以预防胆囊结石的发生。

（二）临床表现

胆囊结石的临床表现多种多样，有些患者可能没有任何症状，而有些患者则可能出现以下症状。

（1）右上腹疼痛：胆囊结石最常见的症状是右上腹疼痛，疼痛程度、持续时间和部位可能会因结石大小、数量和位置而不同，疼痛可放射至背部或右肩。

（2）恶心和呕吐：胆囊结石可能会刺激胃肠道，导致患者出现恶心和呕吐等症状。

（3）胃胀和腹泻：由于胆囊结石的存在，胆汁的流动可能会受到影响，导致胃肠道不适，出现胃胀和腹泻等症状。

（4）黄疸：如果结石堵塞了胆囊导管或胆总管，可能会导致黄疸，出现皮肤和眼白发黄等症状。

（5）发热和寒战：如果结石引起了感染，患者可能会出现发热和寒战等症状。

（三）治疗

胆囊结石的治疗有以下几种方法。

（1）手术切除：对于较大的胆囊结石、持续症状且有并发症的患者，建议手术切除胆囊。

（2）内镜取石：对于较小的胆囊结石，可以通过内镜取石术来取出结石。

（3）药物治疗：对于没有症状或症状轻微的胆囊结石患者，可以通过药物治疗来缓解症状和减少结石的形成。

（4）体外震波碎石：对于较小的胆囊结石，可以通过体外震波碎石术来破碎结石，然后让其自然排出体外。

（5）生活方式改变：通过改变饮食习惯、增加运动量等方式，可以减少胆囊结石的形成。

需要注意的是，不同的治疗方式适用于不同程度的胆囊结石，治疗前应根据具体情况进行综合评估，咨询医生并制定个性化治疗方案。

（四）预防

以下是预防胆囊结石的几种方法。

（1）控制体重：肥胖是胆囊结石的危险因素之一，因此需要控制体重，保持健康的体重。

（2）健康饮食：饮食中应少量多餐，避免暴饮暴食，尤其是高脂肪、高胆固醇和高糖的食物，同时多摄入富含膳食纤维的食物，如水果、蔬菜、全谷类食品等。

（3）适度运动：适度的运动可以帮助消化和代谢，有助于预防胆囊结石的形成。

（4）避免长期禁食或低热量饮食：长期禁食或低热量饮食会导致胆汁淤积，增加胆囊结石的风险。

（5）戒烟、戒酒：烟酒对身体有害，对胆囊结石的形成也有不良影响。

（6）定期体检：定期进行胆囊 B 超检查，及时发现胆囊结石，采取措施预防并发症的发生。

六、胆囊附壁隆起样病变

胆囊附壁隆起样病变是指胆囊壁上出现的良性肿瘤性病变，类似于胆囊壁上的突起。它通常是胆囊壁上的组织异常增生而导致的，有些人可能会在胆囊壁上长出一个或多个隆起病变。大多数胆囊附壁隆起样病变很小，通常不会引起任何症状，只是在进行腹部超声检查时被发现。

（一）病因与发生机制

胆囊附壁隆起样病变的病因和发生机制目前不是完全清楚，但有一些假说和研究结果可以作为参考。以下是几个可能与该病变相关的因素。

（1）胆囊炎：一些研究表明，慢性胆囊炎可能与胆囊附壁隆起样病变相关。慢性胆囊炎可能导致胆囊黏膜下的腺体组织增生和侵入肌层，从而形成附壁隆起的病变。

（2）年龄：胆囊附壁隆起样病变通常发生在40岁以上的人群中，因此年龄可能是该病变的一个危险因素。

（3）性别：女性比男性更容易患上胆囊附壁隆起样病变。

（4）遗传因素：一些研究表明，胆囊附壁隆起样病变可能与遗传因素有关。有些人可能会遗传某些基因，从而增加患上该病变的风险。

（二）临床表现

胆囊附壁隆起样病变通常没有症状，通常是在进行腹部超声检查时意外发现。在一些情况下，可能会出现胆囊区域的钝痛或不适感，但这并不常见。当胆囊附壁隆起样病变引起症状时，多数表现为腹部不适，可能会伴随着消化不良、恶心、呕吐等症状。在一些情况下，病变可能会引起胆绞痛（也称为胆绞痛、胆囊痛），表现为右上腹疼痛，可能会向右肩或右背部放射，通常在进食油腻或较重的食物后加重。胆囊附壁隆起样病变破裂或感染时，可能会引起腹部疼痛、发热、恶心、呕吐等症状。

（三）治疗

胆囊附壁隆起样病变通常是无症状的，不需要治疗。如果出现症状，治疗通常是针对症状的。以下是一些可能的治疗方案。

（1）对症治疗：对于轻度的疼痛或不适感，可以通过镇痛剂、消炎药等药物缓解症状。

（2）手术治疗：对于症状严重或病变较大的患者，可能需要进行手术治疗。手术包括胆囊切除术和腹腔镜手术等，可以彻底治愈病变，但也存在一定风险和并发症。

（3）随访观察：对于无症状的患者，可以进行随访观察，定期进行腹部超声等检查，以确保病变没有发生变化。

需要注意的是，治疗方案应根据患者的具体情况而定，应由专业医生根据患者的病情、年龄、身体状况等综合考虑后做出决定。

（四）预防

胆囊附壁隆起样病变的预防措施包括以下几点。

（1）健康饮食：保持健康饮食，减少高脂肪、高胆固醇、高热量的食物摄入，多吃蔬菜、水果等高纤维食物。

（2）适量运动：适量运动可以促进身体健康，减少胆囊疾病的风险。

（3）避免饮酒：饮酒可能会损害胆囊和肝脏健康，增加胆囊疾病的风险。

（4）定期体检：定期体检可以帮助早期发现胆囊疾病，包括胆囊附壁隆起样病变，从而及时进行治疗。

（5）避免长期使用某些药物：某些药物可能会增加胆囊疾病的风险，如口服避孕药、胰岛素等，应避免长期使用。

总的来说，保持健康的生活方式和定期体检是预防胆囊附壁隆起样病变的有效措施。如果出现相关症状，应及时就医进行诊断和治疗。

七、胆囊息肉

胆囊息肉是指胆囊黏膜上的良性肿瘤性病变，类似于人体皮肤上的痣，是胆囊内的一种常见病变。它通常是胆囊黏膜上的细胞异常增生而导致的，有些人可能会在胆囊内长出一个或多个息肉。大多数胆囊息肉很小，通常不会引起任何症状，只是在进行腹部超声检查时被发现。

（一）病因与发生机制

胆囊息肉的病因和发生机制目前还不是很清楚，但以下因素可能会增加患息肉的风险。

（1）胆囊炎和胆囊结石：胆囊炎和胆囊结石会影响胆囊的正常功能，可能会导致胆囊壁上的细胞异常增生，从而形成息肉。

（2）胆囊感染：胆囊感染可能会导致胆囊黏膜上的组织发生变化，从而增加息肉的风险。

（3）胆囊切除术：胆囊切除术后，可能会出现胆管内压力增加的情况，增加了胆管内息肉的风险。

（4）遗传因素：家族中有胆囊息肉的人群，其子女患息肉的风险也会增加。

（5）年龄：随着年龄的增长，胆囊息肉的发生率也会增加。

（二）临床表现

大多数胆囊息肉是无症状的，通常是在进行腹部超声检查时无意中发现的。然而，当息肉变大或者数量增多时，可能会出现以下症状。

（1）右上腹疼痛：当胆囊息肉引起胆囊炎或胆囊结石时，患者可能会出现右上腹疼痛。

（2）恶心、呕吐：当胆囊炎或胆囊结石引起恶心、呕吐等症状时，可能是胆囊息肉的表现之一。

（3）黄疸：如果胆囊息肉引起胆囊管梗阻，可能会导致黄疸等症状。

（4）消化不良：有些患者可能会出现消化不良、腹胀等症状。

（三）治疗

一般来说，无症状的小型胆囊息肉通常不需要治疗，但需要定期进行随访观察。如果胆囊息肉的直径大于 1cm 或者存在症状，需要进行治疗。具体治疗方法如下。

（1）手术切除：对于直径大于 1cm 或者有症状的胆囊息肉，手术切除是最常见的治疗方法。手术切除可以有效降低胆囊息肉的复发率和胆囊癌的发生率。

（2）内窥镜下胆囊息肉切除：对于小型胆囊息肉，内窥镜下胆囊息肉切除也可以是一种有效的治疗方法。这种方法可以避免胆囊切除手术的风险和并发症。

（3）药物治疗：目前还没有针对胆囊息肉的特效药物治疗，但有些药物可以缓解症状，如胆汁酸和胆囊收缩剂等。

需要注意的是，治疗方案需要根据患者的具体情况来确定。治疗过程中需要患者注意饮食和生活习惯，避免饮酒和进刺激性食物。

（四）预防

目前尚未发现特别有效的预防胆囊息肉的方法。但是，可以通过以下几个措施来降低患胆囊息肉的风险。

（1）保持健康的饮食习惯：多吃蔬菜、水果和高纤维食物，少吃油腻、高胆固醇和高脂肪的食物，可以降低患胆囊息肉的风险。

（2）控制体重：过重和肥胖会增加患胆囊息肉的风险，保持健康的体重可以降低患病的风险。

（3）避免过度饮酒：过度饮酒可能会增加患胆囊息肉的风险。

（4）定期体检：定期进行体检可以及早发现胆囊息肉，并采取相应的治疗措施，避免病情进一步恶化。

八、脾肿大

脾肿大是指脾脏增大，即脾脏的大小超过正常范围。正常情况下，成年人的脾脏长度通常为 10 ～ 12cm，如果超过 12cm 就属于脾肿大。脾肿大可以是一种独立的疾病，也可以是其他疾病的表现之一。脾肿大还可以分为生理性脾肿大和病理性脾肿大两种。生理性脾肿大通常是体内的血液量增加导致的，如在高原地区生活的人群，脾脏为了适应缺氧的环境，会自然地增大。病理性脾肿大则是各种疾病引起的，需要针对具体疾病进行治疗。

（一）病因与发生机制

脾肿大的病因很多，可以是感染、免疫系统疾病、血液病、代谢性疾病、肝脏疾病、结缔组织病等引起的。具体来说，以下是一些常见的脾肿大的病因和发生机制。

（1）感染：病毒性感染、细菌感染、寄生虫感染等，这些感染会引起脾脏的炎症和肿胀。

（2）免疫系统疾病：系统性红斑狼疮、类风湿关节炎等，这些疾病会导致免疫系统的异常反应，引起脾肿大。

（3）血液病：白血病、淋巴瘤、骨髓增生异常综合征等，这些疾病会导致血液细胞数量异常增加，引起脾脏的肿大。

（4）代谢性疾病：地中海贫血、肝豆状核变性等，这些疾病会导致代谢产物在体内积累，引起脾肿大。

（5）肝脏疾病：肝硬化、肝炎、肝癌等肝脏疾病会导致肝脏功能异常，引起脾肿大。

（6）结缔组织病：如系统性硬化症、多发性肌炎等，这些疾病会导致结缔组织的异常增生，引起脾肿大。

总之，脾肿大的病因很多，具体需要根据患者的病史、体征和检查结果来确定。脾肿大的发生机制也不同，但一般都与炎症、异常反应、异常增生等有关。

（二）临床表现

脾肿大的临床表现因个体差异、病因、病程等原因而有所不同。有些人可能没有明显的症状，只是在体检时被发现脾脏大小超过正常范围。而有些人则可能表现出以下一些症状。

（1）腹部不适：脾肿大时，脾脏会变得比较大，压迫到周围的器官，引起腹部不适，如腹胀、腹痛等。

（2）贫血：一些血液病和代谢性疾病引起的脾肿大，可能会导致贫血和乏力等症状。

（3）消化系统症状：脾肿大可能会影响消化系统的正常功能，导致消化不良、食欲不振等症状。

（4）发热：感染等疾病引起的脾肿大，可能会伴随发热等症状。

（5）淋巴结肿大：脾肿大可能会引起淋巴结肿大，特别是在血液病和免疫系统疾病中较为常见。

（三）治疗

脾肿大的治疗需要根据病因和病情来制定具体的治疗方案。一些轻度的脾肿大可能不需要特殊处理，只需注意休息、饮食调理等措施即可。而一些病因明确的脾肿大可能需要针对性的治疗，以下是一些常见的治疗方法。

（1）药物治疗：如抗感染药、免疫抑制剂、抗病毒药等，可以针对不同病因进行治疗。

（2）手术治疗：如脾切除术，在一些严重的疾病中需要切除脾脏来缓解症状和治疗疾病。

（3）放疗和化疗：针对一些恶性肿瘤和血液病，可能需要进行放疗和化疗等综合治疗。

（4）病因治疗：如对于肝硬化等病因明确的脾肿大，需要治疗肝脏疾病，进而缓解脾肿大的症状。

（5）对症治疗：如对于脾肿大引起的贫血、消化不良等症状，需要进行相应的营养支持和对症治疗。

需要注意的是，脾肿大的治疗需要在医生的指导下进行，根据具体情况制定合理的治疗方案。对于一些病因不明或病情复杂的脾肿大，需要多学科合作，制定综合治疗方案。同时，需要注意定期复查和随访，以便及时调整治疗方案和观察疗效。

（四）预防

脾肿大的预防需要根据不同病因和相关因素来制定具体的预防措施。以下是一些常见的预防方法。

（1）预防感染：如流感、肝炎、脑膜炎等疾病，可以通过接种疫苗、保持个人卫生等方法预防感染。

（2）避免暴饮暴食：饮食过量会增加脾脏的负担，容易引起脾肿大，因此需要避免暴饮暴食，保持适当的饮食。

（3）避免长时间站立：长时间站立会增加腹腔内压力，容易引起脾脏充血和脾肿大，因此需要适当休息，避免长时间站立。

（4）注意预防肝脏疾病：如肝炎、肝硬化等疾病，可以通过保持健康生活方式、避免饮酒等方法预防肝脏疾病，从而预防脾肿大。

（5）注意药物使用：一些药物可能会引起脾肿大，如长期使用某些抗生素、抗病毒药等，因此需要在医生的指导下使用药物，并避免滥用药物。

需要注意的是，脾肿大的预防需要综合考虑多种因素，根据具体病因和个人情况来制定相应的预防措施。同时，定期体检、早期发现和治疗疾病等也是预防脾肿大的重要手段。

九、肾结石

肾结石是指在肾脏内形成的固体结晶体，通常是由尿液中的某些物质沉积形成的。

（一）病因与发生机制

肾结石的病因和发生机制与多种因素有关，包括饮食习惯、生活方式、遗传因素等。以下是常见的影响肾结石形成的因素。

（1）饮食因素：高纤维、低脂肪、低钠、低氧酸性、适量钙摄入的饮食有助于预防肾结石。而高盐、高蛋白、高糖、高嘌呤等食物会增加尿液中钙、尿酸等物质的浓度，增加结石的发生风险。

（2）生活方式因素：缺乏运动、过度疲劳、长时间保持一个姿势等生活方式因素可能会增加结石的发生风险。

（3）遗传因素：一些先天性疾病，如囊性肾病、肾小管酸中毒等，会增加肾结石的发生风险。

（4）疾病因素：某些慢性疾病，如高血压、糖尿病、肾炎等，会增加肾结石的发生风险。

（5）药物因素：长期使用某些药物，如利尿剂、抗生素、抗癫痫药等，会增加结石的发生风险。

（二）临床表现

肾结石的临床表现因人而异，不同大小、位置、形态的结石会表现出不同的症状。以下是常见的肾结石症状。

（1）肾绞痛：肾绞痛是最常见的肾结石症状，表现为突然发生的剧烈腰痛，有时疼痛会放射到下腹部、大腿和会阴部等部位。疼痛多为阵发性，伴随有恶心、呕吐、出汗等症状。

（2）尿路感染：肾结石可以引起尿路感染，表现为尿频、尿急、尿痛、尿色深等症状，有时伴随有发热、腹胀等症状。

（3）血尿：肾结石可以刺激尿路黏膜，导致出现血尿、尿中有沙子等症状。

（4）尿潴留：在肾结石较大时，可以堵塞尿道，导致尿潴留，表现为排尿困难、尿流变细等症状。

（5）肾功能损害：重度肾结石可以导致肾功能受损，表现为肾小球滤过率下降、血肌酐升高等症状。

需要注意的是，有些肾结石可能没有症状，只有在进行B超、CT等影像学检查时才能发现。如果怀疑自己患有肾结石，需要及时就医进行诊断和治疗。

（三）治疗

肾结石治疗的方法取决于结石的大小、位置、形态和成分等因素。以下是常用的肾结石治疗方法。

（1）药物治疗：对于直径小于4mm的结石，可以使用药物治疗，如α受体阻滞剂、钙通道阻滞剂等，有助于促进结石的排出。

（2）激光碎石：对于较大的结石，可以进行激光碎石，利用激光将结石打碎成小颗粒，便于排出。

（3）内镜手术：对于较大的结石，也可以采用内镜手术，将内镜置入尿道、膀胱、输尿管和肾脏等部位，通过手术将结石取出。

（4）腹腔镜手术：对于较大的结石，也可以采用腹腔镜手术，通过腹部切口将器械置入肾脏，取出结石。

（5）超声波碎石：对于一些特殊结石，如尿酸结石、囊性结石等，可以采用超声波碎石进行治疗。

除了以上治疗方法，还需要注意饮食调节、增加运动、保持水分摄入量等，有助于预防和治疗肾结石。同时，也需要根据医生的建议进行具体的治疗和康复。

（四）预防

肾结石是一种常见的疾病，可以采取以下措施预防肾结石的发生。

（1）饮食调节：避免食用高嘌呤、高盐、高蛋白、高糖等食物，尽量选择低嘌呤、低盐、低蛋白、低糖的食物，如蔬菜、水果、全谷类等，以减少形成尿液中结石的物质。

（2）增加水分摄入量：每天饮用充足的水，可以增加尿液的产生和排出，减少尿液中结石形成的物质浓度，有助于预防结石形成。

（3）控制体重：肥胖是肾结石的危险因素之一，因此需要控制体重，保持身体健康。

（4）不滥用药物：一些药物，如利尿剂、维生素C等，过度使用或滥用会增加尿液中结石形成的物质浓度，需遵医嘱使用。

（5）定期复查：对于肾结石患者，需要定期进行影像学检查和尿液分析等，及时发现问题并进行治疗。

总之，预防肾结石的发生需要从生活方式和饮食习惯等多方面综合考虑，保持健康的生活习惯和规律的生活作息，有助于预防肾结石的发生。

十、肾积水

肾积水是指肾脏内积聚过多的尿液，导致肾盂和肾盏扩张的一种疾病。肾积水可以由多种原因引起，如尿路梗阻、先天性畸形、感染、肾结石等。根据肾积水的程度和病因不同，症状也会有所不同。轻度肾积水可能不会引起明显的症状，而重度肾积水可能会引起腰痛、尿频、尿急、尿痛等症状，严重时可能导致肾功能受损。

（一）病因与发生机制

肾积水是指肾脏内尿液积聚，导致肾盂和输尿管扩张，出现肾功能障碍的疾病。其病因和发生机制有以下几种。

（1）先天性因素：包括先天性输尿管狭窄、输尿管瓣膜、后尿道瓣膜等先天性畸形，导致尿液排出受阻，引起积水。

（2）肾脏结石：肾结石的堵塞作用可能导致肾盂积水，特别是在肾结石导致梗阻时。

（3）感染：泌尿生殖系统感染也是肾积水的一种常见原因，如肾盂肾炎和输尿管炎等。

（4）肿瘤和肿瘤的压迫：泌尿系统肿瘤可能压迫输尿管，导致尿液排出受阻，引起肾积水。

（5）药物：长期使用某些药物，如一些镇静剂、抗生素等，可能导致肾盂积水。

（6）其他因素：如神经源性膀胱、前列腺增生等因素也可能导致肾积水。

总之，肾积水的病因和发生机制多种多样，需要进行全面的检查和诊断，及早采取治疗措施，以避免进一步损害肾脏功能。

（二）临床表现

肾积水的临床表现因患者年龄、性别、病因、病程及病变程度等因素而异，具体表现如下。

（1）腰背部疼痛：肾积水时肾盂和输尿管的扩张会导致腰背部疼痛，疼痛程度和病变程度有关。

（2）腹痛：肾积水严重时可出现腹部胀痛和隐痛，常伴有恶心、呕吐等症状。

（3）尿量减少：肾积水引起的肾功能损害会导致尿量减少、尿频、尿急等尿路症状。

（4）尿液异常：肾积水时尿液中可能出现蛋白质、红细胞、白细胞等异常物质。

（5）肿胀：肾积水时，肾脏受到压迫和扩张，导致腹部和腰部出现肿胀。

（6）发热和寒战：肾积水时，感染可能导致患者出现发热和寒战等症状。

（7）尿路感染：肾积水本身是尿液排泄不畅，容易引起细菌滋生，导致尿路感染，出现尿频、尿急、尿痛等症状。

总之，肾积水的临床表现多种多样，需要进行全面的检查和诊断，及早采取治疗措施，以避免进一步损害肾脏功能。

（三）治疗

肾积水的治疗应该根据病因和病情进行个体化治疗。一般包括以下几种治疗方法。

（1）药物治疗：对于肾积水引起的感染可以使用抗生素治疗，同时可以使用利尿剂增加尿量，以减轻肾脏的负担。

（2）空腹排气治疗：对于结石或其他阻碍物引起的肾积水，可以通过空腹排气治疗来缓解症状。

（3）手术治疗：对于肾积水引起的病因可以通过手术治疗来解决，例如输尿管狭窄、肾结石、肾肿瘤等。

（4）中药治疗：一些中药有利尿、消炎、抗感染等作用，可以辅助治疗肾积水。

（5）保守治疗：对于轻度的肾积水可以采取观察和保守治疗，定期进行影像学检查，以监测病情变化。

总之，肾积水的治疗需要根据病因和病情进行个体化治疗，及早发现和治疗，以避免进一步损害肾脏功能。同时，患者在日常生活中应注意保持良好的饮食习惯和生活方式，以预防和减少肾脏疾病的发生。

（四）预防

肾积水的预防需要注意以下几点。

（1）饮食习惯：要保持良好的饮食习惯，少吃油腻、辛辣、刺激性的食物，多吃新鲜蔬菜、水果，保持水分摄入量适当。

（2）生活方式：要保持良好的生活方式，避免长时间坐着或站着，适当进行运动，注意休息和睡眠。

（3）预防感染：要避免感染，保持个人卫生，避免过度疲劳和精神紧张。

（4）定期体检：要定期进行体检，特别是肾脏方面的检查，及早发现和治疗肾脏疾病。

（5）合理用药：要遵医嘱合理用药，避免滥用药物或不当使用药物，特别是肾毒性药物。

总之，肾积水的预防需要从生活方式、饮食习惯、个人卫生等方面入手，保持身体健康，预防肾脏疾病的发生。同时，定期进行体检，及时发现和治疗肾脏疾病，也是预防肾积水的重要措施。

十一、前列腺增生

前列腺增生也叫前列腺增生症，是指男性前列腺体积增大所致的一种疾病。随着年龄的增长，男性的前列腺会逐渐增大，而是指前列腺过度增生，使得前列腺压迫尿道，导致排尿困难等症状。是一种常见的疾病，多见于50岁以上的男性，随着年龄的增长，患病率逐渐增高。

（一）病因与发生机制

前列腺增生的病因和发生机制尚不完全清楚，但目前存在一些可能的因素和假说。

（1）雄激素水平升高：随着年龄的增长，男性体内的雄激素水平逐渐升高，可能是导致前列腺增生的主要原因之一。

（2）细胞因子的作用：前列腺组织中存在一些细胞因子，如生长因子、细胞因子等，这些因子可能促进前列腺细胞的生长和分裂，并导致前列腺体积增大。

（3）遗传因素：前列腺增生可能与遗传有关，有研究表明，亲属中患有前列腺增生的人，患病风险更高。

（4）神经系统的作用：前列腺组织与周围神经系统密切相关，神经系统的异常可能影响前列腺的生长和分化。

（5）生活习惯：生活习惯与前列腺增生也有关系，如长时间坐着、缺乏锻炼、饮食不健康等因素可能影响前列腺的健康。

总之，前列腺增生的病因和发生机制还需要进一步研究探讨。在预防和治疗前列腺增生方面，应注意保持良好的生活习惯，定期进行体检，及时发现和治疗前列腺增生。

（二）临床表现

前列腺增生的临床表现主要包括以下几个方面。

（1）排尿症状：是前列腺增生最常见的表现，包括尿频、尿急、尿痛、排尿困难、排尿时间延长等。

（2）夜尿增多：由于前列腺增大压迫尿道，造成尿流减弱，尿液不能完全排出，导致夜间多次起夜排尿。

（3）尿潴留：在严重的前列腺增生时，前列腺压迫尿道会导致尿液不能正常排出，造成尿潴留。

（4）肾损害：长期的尿液潴留会导致肾脏损害，表现为肾功能衰竭、水肿等。

（5）血尿：由于前列腺增生的压迫作用，会导致尿道黏膜受损，出现血尿。

（6）其他：前列腺增生还可能伴随着尿路感染、尿失禁、性功能障碍等症状。

总之，前列腺增生的临床表现主要是排尿症状，如尿频、尿急、尿痛、排尿困难等，严重时还会导致尿潴留、肾损害等并发症。对于出现前列腺增生症状的患者，应及早就医，进行诊断和治疗。

（三）治疗

前列腺增生的治疗方法包括药物治疗、手术治疗和其他治疗方法。

（1）药物治疗：可以通过服用 $\alpha 1$ 受体阻滞剂、5α－还原酶抑制剂等药物来缓解前列腺增生引起的症状。这些药物能够缓解尿道痉挛，改善尿流，减少夜尿等症状。

（2）手术治疗：对于药物治疗无效或病情严重的患者，可以考虑手术治疗。包括 TURP 手术、激光前列腺切割术等方法。

（3）其他治疗方法：还可以采用微创治疗方法，如经尿道前列腺电切术、经尿道前列腺激光切割术等。也可以通过中药治疗、针灸、理疗等方法来缓解症状。

总之，前列腺增生的治疗方法需要根据患者的具体情况来确定。对于轻度症状的患者，可以采用药物治疗或其他非手术治疗方法；对于病情严重的患者，需要采用手术治疗。在治疗过程中，应注意避免饮酒、吃辛辣食物等刺激性食物，保持良好的生活习惯，避免长时间坐着，保持适当的运动等。

（四）预防

前列腺增生的预防措施包括以下几个方面。

（1）饮食调理：饮食健康对于预防前列腺增生非常重要。建议多吃蔬菜、水果、全谷物和富含 omega-3 脂肪酸的食物，减少红肉、高脂饮食和饮酒等刺激性食物的摄入。

（2）锻炼身体：适度的锻炼可以帮助维持身体健康，减少前列腺增生的风险。建议每周进行至少 150min 的有氧运动。

（3）控制体重：肥胖是前列腺增生的危险因素之一，因此保持适当的体重可以降低患病的风险。

（4）减少坐着的时间：长时间坐着容易导致前列腺充血和压迫，从而增加前列腺增生的风险。建议多站立和走动，减少坐着的时间。

（5）定期体检：定期体检可以帮助早期发现前列腺增生，及时采取预防措施和治疗。

总之，前列腺增生的预防需要综合运用多种方法，包括饮食调理、身体锻炼、控制体重、减少坐着的时间等。在预防前列腺增生的过程中，应注意保持良好的生活习惯，积极预防和治疗相关疾病，如尿路感染等。

十二、超声结果中常见钙化灶

钙化灶是指在组织或器官中出现的一种钙盐沉积物，通常是这些器官或组织中钙的代谢异常而导致的。钙化灶在 X 线、CT、MRI 和超声等医学影像学检查中可以被看到，通常呈现为小点状或线状的白色或高密度影像。不同的器官或组织中，钙化灶的形态、分布和数量都存在差异，如甲状腺、心脏、淋巴结、肺、肝、肾、前列腺和乳腺等。有些钙化灶是生理性的，如牙齿和骨骼中的钙化，有些则是病理性的，如钙化性肝囊肿、前列腺钙化和动脉粥样硬化等。一些病理性的钙化灶可能与肿瘤或感染有关，因此需要进一步检查和评估。

（一）病因与发生机制

超声检查结果中常见的钙化灶具有多种病因和发生机制，常见的有以下几种。

（1）前列腺钙化灶：前列腺钙化灶常常是前列腺增生的结果，也可能是前列腺炎或前列腺癌的表现。前列腺组织中的细胞死亡或钙盐沉积都可能导致钙化灶的形成。

（2）甲状腺钙化灶：甲状腺钙化灶可能是甲状腺结节、甲状腺炎或甲状腺癌等疾病的表现。甲状腺组织中的炎性反应和血管损伤可能导致钙盐沉积和钙化灶的形成。

（3）肾脏钙化灶：肾脏钙化灶常常与肾结石、肾盂肾炎等疾病有关。肾脏组织中的尿液中的钙离子沉积和肾脏组织的缺血坏死等因素可能导致钙盐沉积和钙化灶的形成。

（4）乳腺钙化灶：乳腺钙化灶通常是乳腺增生的结果，也可能是乳腺炎、乳腺癌等疾病的表现。乳腺组织中的细胞死亡和新陈代谢异常可能导致钙盐沉积和钙化灶的形成。

（5）动脉钙化灶：动脉钙化灶常常与动脉粥样硬化有关。动脉壁中的胆固醇、脂质和细胞坏死等因素可能导致钙盐沉积和钙化灶的形成。

总之，不同的钙化灶可能有不同的病因和发生机制，需要根据具体情况进行诊断和治疗。

（二）治疗

超声结果检查中发现的钙化灶，需要根据具体情况进行治疗。一些钙化灶是生理性的，不需要特殊治疗，但对于病理性的钙化灶，应根据具体疾病采取相应的治疗措施。常见的治疗方法包括以下几种。

（1）前列腺钙化灶：前列腺钙化灶通常是前列腺增生的结果，一般不需要治疗，但如果出现尿频、尿急等症状，可以采取手术或药物治疗。

（2）甲状腺钙化灶：甲状腺钙化灶通常是甲状腺结节、甲状腺炎或甲状腺癌等疾病的表现，需要根据具体疾病采取相应的治疗措施。

（3）肾脏钙化灶：肾脏钙化灶通常与肾结石、肾盂肾炎等疾病有关，需要根据具体情况采取药物治疗或手术治疗。

（4）乳腺钙化灶：乳腺钙化灶通常是乳腺增生的结果，一般不需要治疗，但如果出现乳腺癌的症状，需要采取相应的治疗措施。

（5）动脉钙化灶：动脉钙化灶通常与动脉粥样硬化有关，需要采取控制血脂、改善生活方式等综合治疗方法，同时根据具体情况进行药物治疗或手术治疗。

总之，对于超声结果检查中发现的钙化灶，需要根据具体情况进行治疗，遵医嘱进行治疗，做好日常护理和预防。

（三）预防

超声结果检查中常见的钙化灶具有多种病因和发生机制，预防方法也因此有所不同。以下是一些常见的预防措施。

（1）前列腺钙化灶：多数前列腺钙化灶与前列腺增生有关，建议男性朋友注意饮食和生活习惯，不要过度饮酒，尽量避免长时间坐着不动等不健康的生活方式。

（2）甲状腺钙化灶：甲状腺钙化灶的预防措施包括保持良好的甲状腺功能，避免甲状腺炎和甲状腺癌等疾病的发生，尽量避免暴露在辐射源中。

（3）肾脏钙化灶：肾脏钙化灶的预防措施包括饮食控制，减少高磷饮食和过量摄取钙片等，避免肾脏结石的形成。

（4）乳腺钙化灶：乳腺钙化灶的预防措施包括保持良好的生活习惯，均衡营养，避免过度饮酒和吸烟等不良习惯。

（5）动脉钙化灶：动脉钙化灶的预防措施包括保持良好的生活习惯，控制血压和血脂，避免高脂饮食和过度饮酒等。

总之，预防钙化灶的发生需要从多方面入手，包括饮食、生活习惯、避免暴露在辐射源中等。同时，及时进行身体检查和治疗也是预防钙化灶的重要措施。

第十章 内镜检查

第一节 电子胃镜检查

电子胃镜是直径不到1cm的黑色软管，前端内置光电耦合器，镜身内部配置光纤、角度钢丝，活检管道、水气管道等多种特质装备，属于精密贵重仪器，具有图像放大、捕捉、记忆、传输至电脑显示屏的基本功能，医生通过显示屏观察胃内检查部位的情况。

电子胃镜检查是医生由口腔插入胃镜，观察胃部结构的医学检查方法，分为普通胃镜和无痛胃镜两种。普通胃镜是在患者清醒的状态下进行的胃镜检查，无痛胃镜是患者在麻醉的状态下进行的胃镜检查。相对于普通胃镜，无痛胃镜过程相对舒适，是患者普遍接受的胃镜检查方式。如果在胃镜检查的过程中，发现胃部有病变，如溃疡、肿瘤、炎症等情况，可应用一次性活检钳取少许病变组织获取病理学诊断。

需要做胃镜检查的情况。①患者出现消化道相关症状：腹胀、腹痛、恶心、呕吐、反酸、胃灼热等症状。②已经明确的有消化道相关问题的患者，针对疾病的复查和治疗，如胃息肉、胃溃疡、食管黏膜增生等情况。③原因不明的呕血或黑便，需要急诊胃镜检查；

④年龄 45 岁以上，有消化道疾病（食管癌、胃癌）家族史的患者。

胃镜检查前的注意事项：①检查前要求空腹，术前至少 6h 禁食，4h 内禁水。做检查的前 1 天清淡少渣饮食（如稀粥、软饭、面条、菜泥等），严禁进食火龙果、西瓜等含籽食物，以及海带、青菜等难以消化的食物。②高血压患者于检查日 5:00 左右服用降压药物，糖尿病患者可暂停降糖药物 1 天。③长期口服阿司匹林、华法林、波立维等药物的患者需经专科医师会诊同意停药一周后方可做胃镜检查。如有药物过敏、出血性疾病、高血压、心脏病等基础疾病请消化内科医生会诊。④术前测血压、脉搏、血氧饱和度，保证生命体征平稳。⑤要取下眼镜、活动性假牙、首饰等妥善保管。

胃镜检查后的注意事项：①做完胃镜检查后，有些患者会出现腹胀、打嗝等症状，这是由于做胃镜检查的过程中需要向胃内打气，为了看清楚胃内结构的操作，如果出现以上症状可予以暂时观察，大多数患者休息后会自行缓解。②胃镜检查结束 2h 后可进食，但要求为流质饮食如牛奶、稀饭等，一周内避免食用辛辣刺激及富含纤维的食物。③做完无痛胃镜的患者，在检查完的当天严禁开车，严禁剧烈活动，如跳伞等。

通过胃镜检查可发现常见的消化道疾病有反流性食管炎、Barrett 食管、慢性非萎缩性胃炎、慢性萎缩性胃炎、肠上皮化生、胃息肉、消化性溃疡，这些疾病大多数情况下都是良性的，另外还有一些恶性的疾病如食管鳞状细胞癌、异型增生等。下面会对这些疾病一一讲解。

一、反流性食管炎

反流性食管炎是指胃、十二指肠内容物反流入食管引起的食管黏膜损伤，并引起不适症状和并发症的一种疾病。

反流性食管炎是多种因素共同导致的结果。抗反流能力降低、食管黏膜防御作用减弱、食管感觉异常、胃排空延长等都是导致反流性食管炎的病因。当食管和胃出现动力障碍时，比如食管下括约肌松弛延长（高脂肪饮食、咖啡）、结构破坏（贲门手术等），以及腹内压过高（肥胖、便秘）会导致胃内压力过高，如果这个时候食管括约肌功能不佳以及黏膜屏障受损将会导致胃内容物的反流。

典型症状如下：①胃灼热。多为餐后 1h 出现，也有患者夜间或者晨起出现，很多患者可出现姿势性胃灼热，多在弯腰、咳嗽、用力排便或头低位仰卧位的时候出现。②反酸反胃。是指在不用力的情况下，胃食管的内容物返回到咽部或者口腔感到反酸不适。③吞咽困难。早期因食管炎症引起食管痉挛或食管瘢痕狭窄的时候可出现间歇性咽下困难，后期出现吞咽疼痛，严重时可出现慢性食管出血。④胸骨后灼烧感或疼痛。多在餐后 1h 发生，半卧位或弯腰或剧烈运动可诱发，口服抑酸制剂可缓解（图 10–1）。

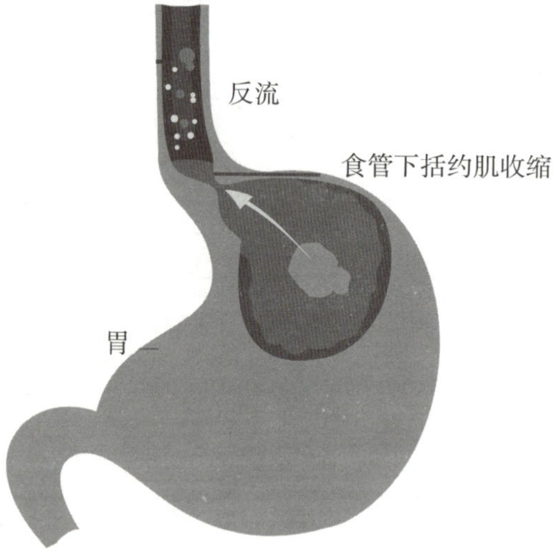

图 10–1　反流

反流性食管炎是一种慢性疾病，可通过改变生活方式及药物治疗来控制症状，减少复发和预防并发症。改变生活方式和饮食习惯。

①为了减少反流，尽量选择清淡柔软、易消化的食物，避免食用煎炸及腌制食物。②控制体重、每餐尽量少食，低脂饮食，避免暴饮暴食，戒烟、戒酒。③睡前不要吃东西，休息时抬高床头 15 ～ 20cm，餐后 2h 避免平躺。药物治疗主要包括抑制胃酸分泌，促进胃动力，从而能迅速缓解症状。最常用的就是质子泵抑制剂，如奥美拉唑、雷贝拉唑，常规疗程为 4 周。另外，还可应用促进胃肠动力药物，如潘多立酮、伊托必利。如果通过上述治疗方法仍不能控制症状，则需要外科手段进行干预。当反流持续存在，食管损伤无法愈合，严重时会引起食管溃疡、出血、狭窄、Barrett 食管，而 Barrett 食管是食管腺癌的主要癌前病变。

二、Barrett 食管

Barrett 食管是反流性食管炎的并发症之一。食管下段原本是正常的鳞状上皮组成，胃酸或食物反流导致黏膜病变，被化生的柱状上皮侵占，就成了 Barrett 食管。现在的观点认为，Barrett 食管是一种癌前病变，该进程大致为食管反流→上皮化生→不典型增生→食管癌，Barrett 食管处于食管癌前的两个阶段。

容易患 Barrett 食管的人群：①患有胃食管反流疾病的人群；②年龄大于 50 岁的人群；③从发病率上来看，男性比女性容易罹患 Barrett 食管；④肥胖、抽烟、熬夜的患者；⑤有 Barrett 食管家族史或食管癌家族史的患者。

Barrett 食管本身不产生症状，大多数患者的症状由反流性食管炎引起，包括反酸、胃灼热、胸痛、嗳气等。当 Barrett 食管病变到一定程度食管出现狭窄时，可表现为吞咽困难。柱状上皮对反流的消化液不敏感，有些患者经长时间的无症状期后，直至并发症才出现反酸、胃灼热的症状。Barrett 食管可发生严重的并发症，包括溃疡、出血、恶变等。

因此，在日常生活中可通过养成良好的饮食和生活习惯、规范治疗胃食管反流疾病，积极进行胃镜筛查，将 Barrett 食管进展为食管癌的风险降低。良好的饮食和生活习惯的方法同反流性食管炎。药物治疗包括质子泵抑制剂、促胃肠动力药物及黏膜保护药物治疗。内镜微创治疗包括电凝术治疗，氩离子凝固术激光治疗，黏膜切除治疗。

对于 Barrett 食管没有异型增生的患者，这类患者相对癌变的概率低，很多没有典型症状的不需治疗，有症状的患者通过治疗后都能逆转，因此不必过度担心，嘱咐患者定期复查胃镜即可。伴有异型增生的 Barrett 食管，必须严格遵守医嘱进行规范治疗 ，同时养成良好生活习惯，因为这种类型的 Barrett 食管演变为食管癌概率增大。

三、食管鳞状细胞癌

食管癌是我国高发的恶性肿瘤之一，主要是指起源于食管柱状上皮和鳞状上皮的恶性肿瘤，食管鳞状细胞癌是我国食管癌的主要发病类型，占全部食管癌的 86.3%。它早期症状不明显，确诊时多为中晚期，整体预后差，5 年生存率为 30% 左右（图 10–2）。

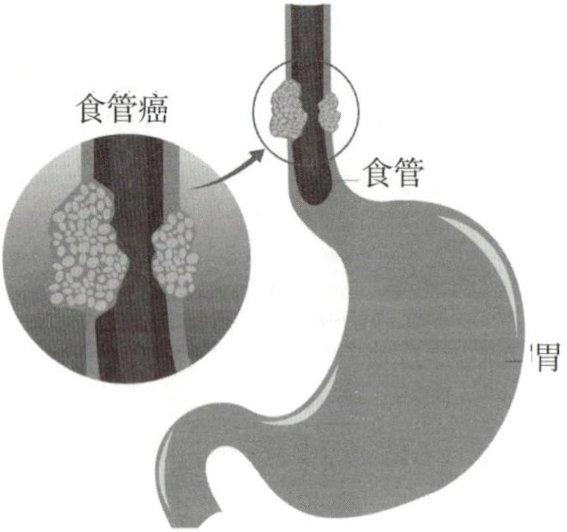

图 10–2　食管癌

亚硝胺、真菌霉素的致癌作用与食管癌的发病相关。吸烟也是食管鳞癌发生重要的危险因素。饮酒后的代谢物乙醛是Ⅰ类致癌物，对食管也有致癌作用。此外，热茶、饮酒、吸烟，以及食物霉变，烟熏或炭烤的食物都和食管癌的发生密切相关。

食管癌的高发人群：①喜食酸菜及腌制食物的人群。②有 Barrett 食管、食管癌家族史。③有胃灼热、恶心、反酸、腹痛、腹胀等症状的人群。④患有食管癌的癌前病变，如 Barrett 食管、食管狭窄、反流性食管炎，食管息肉等。⑤具有食管癌的高危因素，如吸烟、重度饮酒、肥胖、头颈部或呼吸道鳞癌等。以上人群需作为食管癌的重点筛查对象。

食管癌的早期表现不明显，多表现为食欲不佳，腹胀，后期可进展为进行性吞咽困难、胸痛胸闷等表现。进行性吞咽困难是其典型的临床表现，首先可表现为进食后哽噎感、异物感、灼烧感，有些患者可伴有胸骨后疼痛、反酸、恶心表现。随着症状进一步加重，可由普通进食困难进展为半流质或流质饮食，后期可能只能通过胃管进食。由于进食困难可导致营养摄入不足，很多患者最后出现消瘦、乏力、倦怠、体力减弱等情况。

食管癌的治疗包括外科手术治疗、化疗、放疗及免疫治疗。外科手术可选择传统开放式或腔镜辅助或机器辅助下的 McKcown 食管癌切除术、Sweet 食管癌切除术、Ivor Lewis 食管癌切除术等。食管外科手术数量及相关专业团队规模是影响食管癌围术期并发症率及死亡率的重要因素，因此推荐在经验丰富的食管癌诊疗大中心或接受规范化培训合格的医师治疗组实施食管癌切除术。进行外科手术后的患者要求术后每 3 个月复查 1 次，2 年后每半年复查 1 次，5 年以后每年复查 1 次。复查项目包括颈 / 胸 / 腹部 CT 或颈部及腹部超声及各项实验室检查。根据患者术后病情变化选择上消化道造影、全身PET-CT、骨扫描、颅脑MRI等影像学检查与上消化道内镜检查。

食管癌有许多病理类型，其中鳞癌对放疗较敏感。早中期患者如果因病变位置高不适合手术或者有相关的手术禁忌证可进行放疗。对于不能手术或放疗的晚期的腺癌或其他类型的食管癌患者，可进行化疗。化疗对于预防和治疗食管癌的全身转移有一定的效果。常规的化疗方案包括顺铂+氟尿嘧啶；顺铂+多西紫杉醇；奥沙利铂+氟尿嘧啶。

四、慢性非萎缩性胃炎

慢性胃炎可分为慢性非萎缩性胃炎和慢性萎缩性胃炎、特殊类型胃炎三大类。慢性非萎缩性胃炎，即慢性浅表性胃炎，在胃镜下可表现为炎症特征如脊状发红、局灶性充血及局部糜烂，但不伴有胃黏膜的萎缩性改变。主要病因包括幽门螺杆菌感染，胆汁、胰液反流入胃(吸烟可诱发反流)，长期食用粗糙或刺激性食物、酗酒、高盐、长期服用非甾体抗炎药，以及焦虑、抑郁等情绪障碍均可导致该病的发生。可无任何症状或以消化不良表现为主。

幽门螺杆菌是一种常见的细菌，可导致胃部感染，甚至导致溃疡，幽门螺杆菌也是胃癌发生的原因之一。幽门螺杆菌主要与消化系统疾病有关，感染后可引起胃黏膜慢性炎症，患者可能出现胃部不适或恶心。如果不予以治疗，疾病进一步发作可能导致溃疡形成，患者出现胃部疼痛，溃疡破溃时还会有出血。另外，其他系统疾病如特发性血小板减少性紫癜、缺铁性贫血等血液系统疾病也与幽门螺杆菌感染有关。

通常医生会建议有幽门螺杆菌感染的患者进行四联疗法根除幽门螺杆菌，并于2个月后复查，如果复查的结果仍为阳性，需再次进行抗幽门螺杆菌治疗。四联疗法是一种联合用药方法，是临床上最常见的根除幽门螺杆菌的方法。疗程一般为 10 ～ 14 天。这种疗法由几种药物组成：①质子泵抑制剂（抑酸药）。可以抑制胃酸分泌。常用的药物包括奥美拉唑、泮托拉唑、埃索美拉唑等。②两种抗生素。抗生素可用于杀灭幽门螺杆菌，但部分人存在耐药情况，临床医生需要根据情况选择患者敏感药物。常用的药物有克拉霉素、阿莫西林、甲硝唑、左氧氟沙星等。③铋剂。有辅助杀菌作用。另外，幽门螺杆菌有一定的传染性，如幽门螺杆菌患者与家人共同进餐时，应注意和家人餐具分开使用，并采取分餐制，减少家人患病的概率。

慢性非萎缩性胃炎常见的症状：①上腹部疼痛，多为隐痛，半数以上与饮食有关，空腹时比较舒适。饭后不适多见。饮酒后或进食辛辣刺激食物后多出现。②腹胀。半数患者可出现相关症状，多于进食后出现。③嗳气。患者胃内气体增多，活动后可好转。

因此患有慢性非萎缩性胃炎的患者首先要养成良好的饮食习惯。吃饭时要细嚼慢咽，避免暴饮暴食，有利于消化和减少胃部的刺激。应尽量少吃辛辣、刺激或生冷的食物，如辣椒、浓茶、冰激凌等。定期胃镜检查是筛查慢性胃炎相关疾病最直接有效的方法。另外，世界卫生组织已将幽门螺杆菌列为一类致癌因子。长期的幽门螺杆菌感染会导致胃病反复，有可能进一步进展为胃癌，研究表明，根除幽门螺杆菌可降低胃癌发病率。

五、慢性萎缩性胃炎

慢性萎缩性胃炎，以胃黏膜上皮和腺体萎缩，数目减少，胃黏膜变薄，黏膜基层增厚，伴幽门腺化生和肠腺化生，或有不典型增生为特征的慢性消化系统疾病。其内镜检查表现为胃窦黏膜变薄、黏膜颜色红白相间，以白为主，血管透见，并在充分吸气时失去褶皱。

慢性萎缩性胃炎主要影响患者的消化功能，表现为食欲减退、上腹闷胀感，有些患者还可出现反酸、胃灼热、恶心等症状，少数患者会出现出血、穿孔等并发症。

改善生活方式可有效缓解胃炎的相关症状，戒烟、戒酒，养成良好的饮食习惯和生活方式，适度放松紧张的心理状态，清淡饮食，避免食用咖啡、酸性、辛辣等刺激性食物。择期在门诊完善 HP 检测，如阳性且有上腹不适相关的临床症状，则需幽门螺杆菌根治治疗。

慢性萎缩性胃炎治疗目的：①缓解症状，提高患者的生活质量；②改善黏膜病变情况；③通过胃镜复查和早期干预，减少萎缩性胃炎向胃癌及其他严重后果的发生概率。

六、肠上皮化生

患者经常可以在胃镜的病理报告看到“肠化”“异型增生”等字眼，下面就仔细聊聊，肠上皮化生到底意味着什么。胃黏膜腺体有一种细胞为干细胞，正常情况下它分化成各种胃黏膜的成熟上皮细胞，以补充衰老死亡的胃黏膜细胞。在炎症刺激下，它会异常增殖演变为小肠型肠上皮化生细胞。

实际上，胃黏膜的肠上皮化生很常见。多数由于幽门螺杆菌及自身免疫缺陷引起，仅少数患者会向胃癌的方向发展。只要去除相关危险因素，比如根治幽门螺杆菌，改变生活方式，定期胃镜随访，即可防患于未然。据研究肠上皮发生癌变的概率不足 5%，所以大家不必惊慌。但如果肠上皮化生进一步发展为“异型增生”时，其癌变概率就会明显升高。

七、异型增生

胃黏膜上皮异型增生是指胃黏膜上皮和腺体的一类偏离正常分化、形态和功能上异型性表现的增生性病变。简单来说，异型增生是介于正常细胞和癌细胞之间的交界性病变，是癌前病变的一种。可分为轻度异型增生、中度异型增生、重度异型增生。

轻度异型增生是黏膜对损伤的过度增殖反应，常在胃溃疡、慢性非萎缩性胃炎、失蛋白性胃病、增生性息肉基础上发生。轻度异型性增生多为可逆性，改善生活方式定期观察即可。

中度异型性增生多在萎缩性胃炎、腺瘤性息肉基础上发生。其组织学和细胞异型性比较明显。根据情况可先进行药物治疗，如有幽门螺杆菌感染的需要先根除幽门螺杆菌，并给予质子泵抑制剂和胃黏膜保护剂治疗。

重度异型性增生主要见于腺瘤样息肉，癌周黏膜周围，有明显的恶变倾向，很难逆转为轻度或中度的异型增生。如胃镜活检提升重度异性增生，需密切观察，必要时给药手术治疗，包括胃镜下病理切除及胃黏膜剥离和外科切除。

从正常胃黏膜发展到胃癌的过程：正常胃黏膜→慢性浅表性胃炎→慢性萎缩性胃炎→不完全小肠型肠化→不完全大肠型肠化→异性增生→早期胃癌→进展期胃癌。

胃黏膜上皮细胞癌变并非一朝一夕的事情，如果能够及时发现癌变倾向并及早给予治疗，预后结果较好。

八、胃息肉

胃息肉是比较常见的一种疾病，是一种来源于胃黏膜上皮组织的突起状、乳头状的异常生长组织。简单来说，就是胃黏膜表面长出的一块小肉疙瘩。胃息肉可以单发也可以多发，多的可达几十枚。

大多数胃息肉是没有症状的，但也有少部分息肉会因其大小、形态、位置及并发症等引起一些不适症状主要表现如下。①胃部疼痛不适。部分患者感觉胃内疼痛不适。②消化道出血。临床上只有很少一部分胃息肉的患者出现消化道出血，常常见于比较大的增生性或者腺瘤样息肉。③失血、贫血。少数患者因息肉而出现长时间慢性失血，进而出现贫血、营养不良等症状。④恶心、呕吐。靠近幽门生长的较大息肉还可引起幽门梗阻，表现为剧烈恶心、呕吐、腹痛等症状。

胃息肉有发展成胃癌的风险，具体要根据息肉的大小和病理类型来判断。胃息肉较肠息肉少见，其中 90% 为增生性息肉及胃底腺息肉，10% 为胃腺瘤性息肉。增生性息肉多位于胃窦部及胃体下部，癌变率较低，仅 0.3% ～ 0.6%。尽管癌变可能性小，如果直径大于 1cm，最好手术切除。胃底腺息肉与不健康的生活习惯和使用药物有关，其癌变率不到 1%。直径 <1cm 的息肉多为良性息肉；直径大于 1cm 的息肉建议行息肉切除。胃腺瘤性息肉又称为高危型息肉，直径＞ 2cm 息肉癌变率为 20% 左右，必须给予手术切除。腺瘤性息肉可能与幽门螺杆菌感染、萎缩性胃炎、肠化生有关，建议术后 2 ～ 3 年定期做胃镜复查。

生活建议：饮食上以吃易消化的软食为主，多吃富含植物蛋白、维生素的食物；多吃新鲜水果、蔬菜，尽量减少腌制食品的摄入；注意饮食规律，避免暴饮暴食；避免各种刺激性食物，如酒、浓咖啡、浓茶等，同时避免过硬、过酸、过辣、过热、过分粗糙的食物。如行胃息肉切除术后，需 2 ～ 3 年后再次进行胃镜复查。

九、消化性溃疡

消化性溃疡是临床上常见的消化内科疾病，主要分为胃溃疡和十二指肠溃疡。胃溃疡，是指发生于胃的消化性溃疡，约占消化性溃疡的30%，多见于青壮年。胃溃疡发病与多种因素有关，不健康的生活习惯和饮食方式会导致胃溃疡的发生，如暴饮暴食、长期饮酒、喝浓茶、吸烟等。幽门螺杆菌感染会促进胃酸分泌，从而加重溃疡的产生。长期服用解热镇痛抗炎药、糖皮质激素等药物也会导致胃黏膜屏障作用减弱，加重溃疡的发生。长期情绪紧张、焦虑、胃运动障碍以及遗传基因也是胃溃疡发生的危险因素。

（一）消化性溃疡的症状

如果有以下症状，要警惕消化性溃疡的发生。

（1）上腹部疼痛。消化性溃疡的腹痛是一个慢性过程，具有周期性及节律性的特点，经常是缓解期和发作期交替发生。发作时疼痛有规律，胃溃疡常在餐前0.5h发生，餐后缓解；十二指肠溃疡在餐后1～2h开始疼痛。疼痛的性质不定，可为胀痛、隐痛、钝痛、灼烧痛，反复发生。

（2）反酸嗳气。胃溃疡患者通常会有进食后反酸、嗳气的症状，主要是进食过多或消化不良引起的。

（3）呕血、贫血。呕血是胃溃疡的严重并发症导致的。溃疡的破裂出血，常常可导致失血性贫血或休克。失血性贫血患者可表现为头晕、眩晕、面色苍白、心跳加速等。

（4）腹胀。是胃溃疡患者消化障碍引起的症状，主要为上腹部饱胀感，常伴有打嗝、嗳气。

（二）预防消化性溃疡发生

（1）清淡饮食，避免暴饮暴食，避免食用热烫食物。

（2）细嚼慢咽，避免摄入过多坚硬不易消化食物。

（3）忌烟酒，避免食用辛辣刺激食物。

（4）培养健康饮食习惯，定时定量，少食多餐。

（5）多吃含纤维少，易消化的食物。

（6）注意休息，避免熬夜。

第二节　电子结肠镜检查

人的大肠平均长约 1.5m，只占整个肠道的一小部分，但是它却是肠道肿瘤的高危地带。在肠道中，小肠对癌症有天生的抵抗力，很少会患上肿瘤。大肠可没这么幸运，它的各个部分都可发生癌症。电子结肠镜检查是诊查结、直肠肿瘤及癌前病变的最有效方法。所以不论有无症状，建议人们在 40 岁时最好做第一次结肠镜检查，以后可以每隔 3 ～ 5 年检查一次。

电子结肠镜检查是一种内镜检查，用于检查结肠（大肠）和直肠。它使用一种叫作电子结肠镜的器械，该器械是一根灵活的管子，可以插入直肠，并沿着结肠移动，以检查是否有异常。该检查分为普通结肠镜和无痛结肠镜两种。普通结肠镜是在患者清醒的状态下进行检查，无痛结肠镜是在麻醉状态下进行检查。相对于普通结肠镜，无痛结肠镜过程相对舒适，患者普遍接受度较高。在结肠镜检查中内镜和空气的进入可能会引起肠道压力升高使人想排气，这是检查中的正常现象。医生可能会要求患者改变体位，以便操纵内镜沿肠道曲线进入。检查过程中如果感到疼痛，需要立即告知医生。在某些情况下，医生可能会认为有必要做一个组织活检进行病理分析，以区分组织良恶性并确定出血、炎症或腹泻的原因。如果发现有一个或多个肠道息肉，医生一般会进行息肉切除。

在进行电子结肠镜检查前，患者需要进行肠道准备，通常包括清洗肠道和暂时性改变饮食，以减少肠道内食物残渣或粪便对肠镜观察的干扰。

饮食方面：结肠镜检查前3天应吃无渣或少渣的食物，前1d仅能吃流食，检查当天早、中餐均禁食。

肠道准备：结肠镜检查前需要进行充分的肠道准备，以减少检查的难度及确保检查的准确性。目前常用的、安全性较好的肠道清洁方法是口服聚乙二醇电解质散剂。该药物需溶解至足够体积的温水中，并在服药期间来回走动，轻揉腹部，加快排泄速度，直到排清水无渣样便才能达到检查标准。

常见的肠道疾病主要分为以下几类：炎性肠病、肠息肉、肠道肿瘤等，下面会对这些疾病一一介绍。

一、炎性肠病

炎性肠病是一组病因未明的慢性非特异性肠道炎症性疾病，包括溃疡性结肠炎和克罗恩病。

（一）溃疡性结肠炎

溃疡性结肠炎主要影响大肠黏膜和黏膜下层，导致肠壁黏膜层出现溃疡和炎症。常见症状包括反复发作的腹泻、黏液脓血便及腹痛。本病可发生在任何年龄，多见于20～40岁，也可见于儿童或老年人。一般轻中度患者占多数，但重症也不少见。

溃疡性结肠炎的治疗目标是缓解症状以及促进黏膜愈合，防治并发症，改善患者生存质量。治疗方法包括药物治疗、对症治疗、手术治疗和心理治疗。药物治疗包括氨基水杨酸制剂、糖皮质激素、免疫抑制剂等。对症治疗即及时纠正水、电解质平衡紊乱，严重贫血者可以输血，低蛋白血症应补充人血白蛋白，病情严重应禁食，并给予完全胃肠外营养治疗。手术治疗通常在内科治疗效果不理想或出现严重并发症时采用，一般采用全结肠切除加回肠肛门小袋吻合术。心理治疗包括调节情绪、保证充足睡眠、缓解心理压力；病情反复者应有长期服药的心理准备。

患者应该密切关注症状变化，避免诱发病情加重的因素，如压力、饮食不当、感染等。同时，定期进行随访和检查，以便及时发现和处理并发症和病情变化。

（二）克罗恩病

克罗恩病是一种慢性炎性肉芽肿性疾病，多见于末段回肠和邻近结肠。常见症状包括腹痛、腹泻、体重下降、腹部包块、瘘管形成，可伴有发热、营养障碍及关节炎、皮肤结节性红斑、眼病、口腔黏膜溃疡等肠外表现。本病青少年多见，发病高发年龄为 18 ～ 35 岁，多数患者反复发作，迁延不愈。

克罗恩病的治疗目标是诱导和维持缓解，预防并发症，改善患者生存质量。治疗主要包括药物治疗、对症治疗、手术治疗和心理治疗。药物治疗包括氨基水杨酸制剂、糖皮质激素、免疫抑制剂、抗菌药物、生物制剂等。对症治疗即及时纠正水、电解质平衡紊乱，严重贫血者可以输血，低蛋白血症者输注人血白蛋白，重症患者用要素饮食及营养支持治疗。手术治疗通常是针对并发症，包括肠梗阻、腹腔脓肿、急性穿孔、不能控制的大量出血及癌变。心理治疗包括活动期应充分休息，调整好情绪，避免心理压力过大。建议患者戒烟、保持健康的饮食习惯，以帮助控制疾病症状。

二、肠息肉

肠息肉是一种肠道疾病，它是指肠壁上的一种突起物，通常是由于肠壁细胞的异常增生而形成的。肠息肉通常无症状，但如果变大或变为癌症，可能会引起腹痛、便秘、腹泻、便血等症状。

（一）病因

肠息肉是很常见的，它可以发生在肠道的任何部位。炎性息肉是炎症反应刺激肠上皮引起，可继发于任何一种炎症反应或感染性疾病，一般没有恶变倾向，以治疗原发肠道疾病为主。增生性息肉通常是良性的（不是癌症或癌前病变），不必担心，切除与否可根据医生的意见以及患者的意愿。但腺瘤性息肉需要尽早切除。腺瘤主要分为四型：管状腺瘤、绒毛状腺瘤、管状绒毛状腺瘤、锯齿状腺瘤。在某些情况下，腺瘤会导致癌症。

肠息肉的具体病因尚不清楚，可能与年龄、饮食习惯、遗传等因素有关。部分肠息肉可以被早期发现并通过内镜检查进行切除，以防止它们演变为癌症。一些人需要定期接受内镜检查以密切监测肠息肉生长演变情况。

（二）分类

1. 炎性息肉

炎性息肉是炎症反应刺激肠上皮引起，可继发于任何一种炎症反应或感染性疾病（如阿米巴性结肠炎、慢性血吸虫病或细菌性痢疾）。它通常是良性的，其长度通常在数毫米至1cm，呈丘状隆起于黏膜表面。息肉表面光滑，质软。部分息肉表面可有充血伴糜烂，质较脆。炎性息肉不需要特殊治疗，因为它们通常是良性的，主要以治疗原发肠道疾病为主。

2. 增生性息肉

增生性息肉是结直肠中最常见的非肿瘤性息肉，常常多发，且直径多小于5mm，表面光滑。多数息肉起病隐匿，临床上可无任何症状。一些较大的息肉可引起肠道症状，主要为大便习惯改变、次数增多、便中带有黏液或黏液血便、便秘、腹痛及肿物自肛门脱出和贫血等；偶尔还引起肠套叠、肠梗阻等。通常在50岁以上的人中更常见，但也可能发生在年轻人身上。

增生性息肉一般不需要特殊治疗，因为它们通常是良性的。如果增生性息肉变得太大则需要通过内镜检查进行切除。医生会在切除后进行病理学检查以确认增生性息肉的性质和是否存在癌变的可能性。

3. 管状腺瘤

管状腺瘤是肠道内最常见的一种腺瘤类型，约占80%，癌变率约为13.9%。通常由肠黏膜上皮细胞异常增生形成，是一种固有层间质围绕分支导管形成的腺瘤。管状腺瘤通常是良性的，但有时也可能会发展为癌症。它们通常是圆形或卵圆形，具有宽底或蒂，并且具有分枝管状结构。

4. 绒毛状腺瘤

绒毛状腺瘤是一种肠道内的多形性息肉，由固有层间质被覆异型增生的上皮形成叶状或者指状突起。癌变率为30%～42%。通常由肠壁上皮细胞的异常增生形成。绒毛状腺瘤通常是良性的，但有时也可能会发展为癌症。它们通常是不规则的、星形或树枝状的，具有细长的绒毛状突起。绒毛状腺瘤通常比管状腺瘤大，且更容易发展成癌症。

5. 管状绒毛状腺瘤

管状绒毛状腺瘤是一种肠道内的多形性息肉，通常由肠壁上皮细胞的异常增生形成。管状绒毛状腺瘤是绒毛状腺瘤和管状腺瘤的混合型，具有两种以上的细胞结构和组织结构。管状绒毛状腺瘤通常比单独的管状腺瘤或绒毛状腺瘤更容易发展成癌症。管状绒毛状腺瘤同时具有管状腺瘤和绒毛状腺瘤的特点，每种成分应超过肿瘤的 20%。癌变率介于绒毛状腺瘤和管状腺瘤之间，约 22%。

6. 锯齿状腺瘤

锯齿状腺瘤是一种肠道内的息肉，通常由肠壁上皮细胞的异常增生形成。锯齿状腺瘤通常是良性的，但有时也可能会发展为癌症。它们的形状和大小通常是不规则的，表面有时甚至呈现出齿状。锯齿状腺瘤在显微镜下有锯齿状外观。这种类型的息肉不是癌症，但是癌前病变。患有这种息肉的人后期患上结肠癌的风险增加，应予以积极处理。

（三）肠息肉的治疗

肠息肉的治疗方法主要为通过内镜或者手术的方法予以切除。内镜切除是一种无创的治疗方法，可以在检查的同时进行治疗，大大减少了传统手术带来的创伤，并且有效缩短了恢复时间。对于有症状的息肉，应该及时予以治疗；对于无症状的息肉，也是临床绝大部分息肉，主要根据是否有癌变倾向决定治疗方法。一般有癌变倾向的腺瘤性息肉，原则上应该切除；而炎性息肉、增生性息肉等则无须特殊治疗，观察随访就可以了。如果肠息肉太大或病变的过程已进展到癌症阶段，内镜下治疗操作难度大、不良反应风险高，需要开展手术治疗。

肠息肉的术后随访：鉴于肠息肉易于复发，息肉术后应密切随访。一般认为，单个腺瘤切除，术后第一年随访一次，如检查阴性者则每 3 年随访一次。多个腺瘤切除或腺瘤直径大于 20mm 伴有不典型增生，则 3 ～ 6 个月一次，阴性则为 1 年一次，连续两次阴性者则改为 3 年一次，随访时间不少于 15 年。

（四）肠息肉的预防

（1）合理饮食：保持健康的饮食习惯，摄入充足的膳食纤维和水分，减少高脂、高蛋白和高热量的食物，避免过度进食红肉和加工肉类等。

（2）健康生活方式：坚持适量的运动和体育锻炼，避免吸烟和过量饮酒等不健康的生活方式。

（3）定期体检：定期进行肠镜筛查，及时发现和处理肠息肉或早期肠癌。

（4）避免致癌食品：避免食用含有致癌物质的食品，如烟熏肉、腌制食品等。

（5）避免长期使用某些药物：如非甾体抗炎药等长期使用可能增加肠息肉的风险，应在医生的指导下使用。

（6）自我放松，缓解压力，保持良好的心态。

三、结直肠癌

结直肠癌是指来自结直肠黏膜上皮的恶性肿瘤，由肠道内的息肉（肠壁上的肿瘤）恶性转化而来。是常见的消化道恶性肿瘤之一，约占全部结直肠恶性肿瘤的95%，本病男性发病率高于女性，50岁开始明显上升，75～80岁到达高峰。但通过筛查、早期发现和治疗，大多数情况下可以治愈。

（一）结直肠癌的病因

（1）环境因素：摄入过多高脂肪食物、膳食纤维不足等。

（2）遗传因素：包括家族性腺瘤性息肉病和遗传性非息肉病结直肠癌。

（3）高危因素：除上述情况外，还包括大便隐血阳性；有结直肠癌家族史；本人有癌症史；长期吸烟、过度饮酒、肥胖、活动较少、年龄 > 50岁。符合下列6项之任意2项者：慢性腹泻、慢性便秘、黏液血便、慢性阑尾炎或阑尾切除史、慢性胆囊炎或胆囊切除史、长期精神压抑、有盆腔放疗史者。

（二）临床表现

结直肠癌起病隐匿通常无症状，早期常仅见粪便隐血阳性，但随着肿瘤的增大随后出现下列临床表现。

（1）排便习惯与粪便性状改变：常为本病最早出现的症状，多以血便为突出表现，或有痢疾样脓血便伴里急后重，有时表现为顽固性便秘，大便形状变细，也可表现为腹泻与糊状大便，或腹泻与便秘交替，粪质无明显黏液脓血，多见于右侧结直肠癌。

（2）腹痛：是本病的早期症状，多见于右侧结直肠癌。表现为右腹钝痛，或同时涉及右上腹 / 中上腹。因病变可使胃结肠反射加强，出现餐后腹痛。结直肠癌并发肠梗阻时腹痛加重或为阵发性绞痛。

（3）腹部肿块：肿块位置取决于癌的部位，提示已进展为中晚期。

（4）直肠肿块：多数直肠癌患者经直肠指检可以发现直肠肿块，质地坚硬，表面呈结节状，有肠腔狭窄，指检后的指套上有血性黏液。

（5）全身情况可有贫血、发热：多见于右侧结直肠癌。晚期患者有进行性消瘦、恶病质、腹腔积液等。

（三）治疗

关键在早期发现与早期诊断，以利于根治。

（1）外科治疗：本病唯一有效的方法是癌肿早期切除，广泛性根治手术的范围包括癌肿本身，癌肿两端足够的肠段及所属区域的肠系膜与引流淋巴结，这是根治结直肠癌最有效的方法。

（2）化学药物治疗：结直肠癌对化疗一般不敏感，早期癌根治后一般不需化疗。中晚期癌术后常用化疗作为辅助治疗。新辅助化疗可降低肿瘤临床分期，有助于手术切除肿瘤。

（3）放疗：术前放疗可提高手术切除率和降低术后复发率；术后放疗仅用于手术未能根治或术后局部复发者。由于术后局部复发率较高，为提高结直肠癌治疗效果必须考虑综合治疗，目前研究效果较好的是外科和放疗的综合治疗，包括术前放疗，术中放疗，术后放疗，“三明治”式放疗等。

（4）结肠镜治疗：限于黏膜层的早期结直肠癌基本上均见于腺瘤癌变的病例，可在内镜下将癌变腺瘤完整切除。切除的病变组织做病理检查，如癌未累及基底部则可认为治疗完成；如累及根部，则需追加手术，彻底切除有癌组织的部分。

（5）免疫靶向治疗：抑制人类血管内皮生长因子的单克隆抗体、抑制表皮生长因子受体的单克隆抗体可抑制肿瘤生长。

（四）结直肠癌的预防

（1）保持健康的生活方式：适当增加膳食纤维的摄入，多吃蔬菜、水果、全谷类食品，少吃高热量的食物，保持适量的体育锻炼和身体活动，避免长期久坐，戒烟、戒酒。

（2）定期进行肠道筛查：定期进行粪便潜血试验、结肠镜检查等，可以及早发现肠道病变、息肉等，早期干预从而预防结直肠癌的发生。如果有家族中有结直肠癌的病史，应该定期进行筛查，并在医生的指导下进行预防性治疗。

四、结肠黑变病

结肠黑变病是一种罕见的疾病，其特征是在结肠黏膜表面上形成黑色素沉着。这种疾病通常与肠道内的其他疾病（如溃疡性结肠炎、克罗恩病、结肠息肉等）或使用某些药物（如甲状腺素、甲苯磺丁脲等）有关。本病多见于中老年人，尤其是长期便秘并服用一些含有蒽醌类药物，如番泻叶、通便灵、麻子仁丸、三黄片等。通俗点说，就是大肠吃多了色素，就变成了“黑肠子”。本病的治疗应该针对原发病或停止使用相关药物，色素沉着可减轻甚至消失。

五、结肠憩室

结肠憩室是指结肠黏膜和肌层薄弱处形成的袋状突起，本病的发生主要与患者的饮食结构(低膳食纤维饮食)、年龄以及肠道内环境紊乱等因素有关。

结肠憩室的症状并不明显，有时甚至无症状，可能会出现慢性间歇性的左下腹痛、便秘，伴腹部胀气、消化不良等症状。当结肠憩室破裂或炎症引起出血时，有时也会出现便血的症状。如果出现上述症状，应该及时就医进行诊断和治疗。结肠憩室病易反复发作，且并发症发生率较高，手术是其主要治疗方式。无症状的结肠憩室病患者一般无须治疗，而对有症状的结肠憩室病及其并发症首先以内科治疗为主，可使用抗生素、进食高纤维含量饮食、保持大便通畅等对症处理以缓解症状，防止并发症发展。对于发生严重并发症及经内科保守治疗无效的结肠憩室病须采取手术治疗，若有穿孔、瘘管形成、肠梗阻、大量出血等并发症发生时，须行急诊手术治疗。

第十一章 眼科检查

第一节 结 膜 炎

结膜炎是一种常见的眼部疾病。结膜是眼球表面的透明薄膜，结膜炎的症状包括眼部充血、泪液增多、眼睛疼痛、眼睛灼热、视力模糊等。

一、病因与发生机制

结膜炎的病因和发生机制是多种多样的，常见的包括以下几种。

（1）细菌感染：细菌是引起结膜炎常见的病原体之一。常见的细菌包括葡萄球菌、链球菌、绿脓杆菌等。

（2）病毒感染：病毒感染也是引起结膜炎的常见原因。常见的病毒包括腺病毒、流行性感冒病毒、疱疹病毒等。

（3）过敏性反应：某些人的眼睛对花粉、灰尘、动物毛发等过敏原产生过敏反应，导致结膜炎的发生。

（4）化学物质：接触到化学物质，如氨水、酸、碱等强酸碱物质，也可能引起结膜炎。

（5）其他原因：长期佩戴隐形眼镜、眼部创伤、免疫系统疾病等都可能导致结膜炎的发生。

结膜炎的发生机制主要是上述原因导致眼部组织受到刺激或感染，引起免疫系统反应，导致眼部组织的炎症反应，从而出现结膜炎的症状。

二、临床表现

（1）眼睛充血：结膜炎时，眼部会出现充血、发红的现象，有时眼球甚至会出现血丝红。

（2）眼睛疼痛：结膜炎引起眼球周围的炎症反应，眼睛也会感到疼痛、灼热。

（3）眼睛分泌物增多：患结膜炎时，眼睛会产生大量的分泌物，这些分泌物可能是黄色或绿色的脓液，或者是清水样的液体。

（4）视力模糊：在严重的情况下，结膜炎可能会影响视力，使视力模糊。

（5）眼睑肿胀：患结膜炎时，眼睑也可能会肿胀，甚至会影响到正常的眼睑活动。

（6）眼睛痒：有些人在结膜炎时会感到眼睛痒，这可能是过敏反应引起的。总之，结膜炎的临床表现与病因有关，不同类型的结膜炎可能会有不同的表现。若出现以上症状，应及时就医治疗。

三、治疗

结膜炎的治疗通常包括药物治疗和护理措施。具体治疗方案会因病因和严重程度而异，以下为常规治疗方法。

（1）细菌性结膜炎：常规治疗包括使用抗生素眼药水或眼膏，如红霉素、庆大霉素等，按医生建议选择指定的用药剂量和频次。

（2）病毒性结膜炎：目前没有特效病毒性结膜炎的药物，治疗一般采用对症治疗，如使用人工泪液等缓解眼部不适症状。

（3）过敏性结膜炎：治疗包括使用抗组胺药物、类固醇眼药水等，以缓解眼部症状。

（4）化学性结膜炎：治疗包括冲洗眼部，以去除化学物质，同时使用类固醇眼药水和抗生素眼药水，以缓解眼部炎症反应。

护理措施：包括保持眼部卫生、勿揉眼、避免与感染者接触、定期更换隐形眼镜等。若出现严重症状，应及时就医治疗。在治疗期间，应注意用药剂量和频次，避免过度使用眼药水等可能会加重症状的情况。

四、预防

结膜炎是一种常见的眼部疾病，以下是预防结膜炎的一些方法。

（1）保持良好的手卫生：经常洗手，特别是在接触眼睛前后。使用肥皂和温水洗手，并用干净的毛巾擦干。

（2）避免与感染者接触：如避免接触已经感染结膜炎的人或动物。

（3）不要共用个人用品：如毛巾、枕头、化妆品、隐形眼镜等。

（4）定期更换隐形眼镜：如佩戴隐形眼镜，应遵守卫生规范，定期更换、勿超时佩戴、勿共用等。

（5）避免过敏原：如避免接触花粉、灰尘、动物毛发等可能引起过敏的物质。

（6）避免化学物质刺激：如避免接触强酸碱、氨水等化学物质。

（7）增强免疫力：如保持良好的生活习惯、合理饮食、适量运动等，以增强身体免疫力。

（8）注意眼部卫生：如勿揉眼、勿用手触碰眼睛等，以减少病原体感染的机会。总之，预防结膜炎的措施主要是从预防感染、过敏和化学物质刺激等方面入手，并加强身体免疫力，以减少疾病的发生。

第二节　过敏性结膜炎

过敏性结膜炎，是结膜对过敏原刺激产生超敏反应所引起的一类疾病。

一、病因与发生机制

过敏性结膜炎是一种眼部过敏性疾病，其发病机制涉及多个方面，包括以下几个方面。

（1）过敏原刺激：过敏性结膜炎的发作与过敏原的刺激密切相关。常见的过敏原包括花粉、尘螨、动物毛发、化妆品、药物等。

（2）免疫反应：过敏性结膜炎的发病与机体免疫反应异常有关。过敏原进入人体后，刺激机体产生 IgE 抗体，IgE 抗体与组织细胞结合后释放组胺等介质，引起眼部炎症反应。

（3）细胞因子介导的炎症反应：过敏原刺激引发的炎症反应与多种细胞因子有关，如肿瘤坏死因子、白介素、血管生成素等。这些细胞因子能够引起眼部血管扩张、血管通透性增加及组织水肿等炎症反应。

（4）遗传因素：遗传因素也可能与过敏性结膜炎的发病有关。研究表明，部分人群存在过敏性结膜炎的家族聚集现象，提示该疾病可能与遗传因素有关。总之，过敏性结膜炎的发病机制是一个复杂的过程，涉及免疫反应、炎症反应及遗传因素等多个方面。针对不同的发病机制，可以采取不同的治疗方法，如抗组胺药、类固醇眼药水、免疫抑制剂等。

二、临床表现

过敏性结膜炎是一种常见的眼部炎症，其临床表现如下。

（1）眼部瘙痒：过敏性结膜炎的最常见症状是眼部瘙痒，瘙痒可能会很强烈，严重影响日常生活。

（2）眼部充血：过敏性结膜炎患者的眼睛会出现明显的充血，是过敏原刺激引起的血管扩张。

（3）流泪：过敏性结膜炎患者的眼睛会不停地流泪，眼泪会变得稀薄，可能会出现多量的分泌物。

（4）视力模糊：在发生严重的过敏性结膜炎后，患者的视力可能会受到影响，甚至可能会出现视力模糊。

（5）眼睑红肿：过敏性结膜炎患者的眼睑可能会出现红肿，这是由于眼睛周围的皮肤也受到过敏原的影响。总之，过敏性结膜炎的临床症状多种多样，主要表现为眼部瘙痒、充血、流泪、视力模糊等，但具体表现因人而异。如果出现以上症状，应及时就医。

三、治疗

过敏性结膜炎的治疗包括以下几个方面。

（1）避免过敏原：尽可能避免接触过敏原，如花粉、宠物毛发、灰尘等。

（2）使用人工泪液：使用人工泪液可以减轻眼部瘙痒、红肿、干燥等不适症状。

（3）抗组胺药：口服或滴眼抗组胺药可以减轻眼部瘙痒、充血等症状。

（4）类固醇眼药水：对于症状较严重的患者，医生可能会推荐使用类固醇眼药水，但需要注意不要滥用，以免产生副作用。

（5）免疫抑制剂：在症状无法缓解的情况下，医生可能会考虑使用免疫抑制剂，如环孢素 A 滴眼液等。

（6）中药治疗：一些中药可以减轻过敏性结膜炎的症状，如连翘、黄芩、金银花等。需要注意的是，过敏性结膜炎的治疗需要在医生的指导下进行，不要自行使用药物。此外，病情较严重的患者应该及时就医，以免延误治疗。

四、预防

过敏性结膜炎的预防包括以下几个方面。

（1）避免过敏原：尽可能避免接触过敏原，如花粉、宠物毛发、灰尘等。

（2）室内通风：保持居室通风，减少室内的灰尘和花粉等过敏原。

（3）清洁卫生：保持居室清洁卫生，经常打扫地面、更换床上用品、清洗窗帘等，减少灰尘和过敏原的堆积。

（4）空气净化器：使用空气净化器可以过滤空气中的花粉、灰尘等过敏原。

（5）睡前洗澡：晚上睡觉前洗澡可以清洗掉身上的花粉、灰尘等过敏原，减少过敏反应的发生。

（6）合理饮食：保持饮食健康，多食用富含维生素的食品，如新鲜蔬菜、水果等，以增强免疫力，减少过敏反应的发生。需要注意的是，过敏性结膜炎的预防需要从平时的生活习惯开始，如果已经出现症状，应及时就医治疗。

第三节　睑板腺功能障碍

睑板腺功能障碍是指眼睑边缘的睑板腺不能正常分泌油脂，导致泪液蒸发过快，从而引起眼干、异物感、疼痛等症状。

一、病因与发生机制

睑板腺功能障碍的病因与发生机制比较复杂，主要包括以下几个方面。

（1）油脂分泌量减少：睑板腺分泌的油脂是泪液表面的保护层，可以减少泪液的蒸发，保持眼部湿润。但是，由于年龄、创伤、疾病等原因，睑板腺分泌的油脂量可能减少，从而导致睑板腺功能障碍。

（2）睑板腺口阻塞：由于睑板腺口部位的油脂堆积、细菌感染、角化过度等原因，睑板腺口可能会被堵塞，导致油脂不能顺畅分泌，从而引起睑板腺功能障碍。

（3）细菌感染：睑板腺周围的细菌感染可能会导致睑板腺炎症，影响油脂分泌功能。

（4）睑板腺组织结构改变：由于年龄、疾病等原因，睑板腺组织可能会发生结构改变，如囊肿、萎缩、增生等，影响油脂分泌功能。

（5）环境因素：干燥的气候、长时间使用电子产品、空调房等环境因素可能会导致眼部干燥，从而加剧睑板腺功能障碍的症状。总之，睑板腺功能障碍的病因与发生机制比较复杂，可能涉及多个方面的因素，需要根据具体情况进行综合分析。

二、临床表现

睑板腺功能障碍的临床表现可能因病因、病程和严重程度等不同，主要包括以下几个方面。

（1）眼干：由于泪液蒸发过快，眼部失去了正常的湿润，可能会出现眼干、灼热、刺痛等不适感觉。

（2）异物感：眼部干燥、沙眼等因素可能会导致眼部出现异物感，患者可能会有眨眼、揉眼等行为。

（3）泪液分泌减少：睑板腺功能障碍可能会影响泪液的正常分泌，导致眼睛干涸和红肿。

（4）视力模糊：长期眼睛干燥可能会导致视力模糊和眼睛疲劳，严重的情况下甚至会影响正常生活和工作。

（5）睑板腺周围疼痛：睑板腺炎症可能会导致睑板腺周围疼痛和肿胀，患者可能会有眼睑沉重感。

（6）眼部分泌物增多：由于睑板腺分泌油脂的异常，可能会导致眼部分泌物增多，如眼屎、眼泪等。总之，睑板腺功能障碍的临床表现比较复杂，需要根据患者的具体情况进行综合分析，及时诊断和治疗。

三、治疗

睑板腺功能障碍的治疗主要包括以下几个方面。

（1）清理睑板腺：通过睑板腺按摩、热敷等方式，清理睑板腺口的油脂堆积、细菌感染、角化过度等问题，恢复睑板腺的正常功能。

（2）保湿眼部：使用眼药水等保湿剂，增加泪液的稠度，减少泪液蒸发，缓解眼干、异物感等症状。

（3）对症治疗：针对睑板腺功能障碍引起的症状进行治疗，如使用抗生素治疗细菌感染，使用眼药水治疗眼部炎症等。

（4）改善生活习惯：避免长时间使用电子产品，保持室内的湿度，避免眼部受到刺激等，有助于缓解睑板腺功能障碍的症状。

（5）手术治疗：对于严重的睑板腺功能障碍，如睑板腺囊肿、萎缩、增生等，可能需要进行手术治疗。总之，睑板腺功能障碍的治疗需要综合考虑病因、病情和患者的个人情况，选择合适的治疗方案，及时诊断和治疗，以便缓解症状，避免病情进一步恶化。

第四节　睑腺炎及睑板腺囊肿

睑腺炎是指眼睑边缘的睑腺发生炎症，常见的症状包括眼睛疼痛、红肿、分泌物增多等。常见的睑腺炎包括葡萄球菌性睑腺炎和螨虫性睑腺炎。睑板腺囊肿是指睑板腺管道被阻塞，腺体内的油脂不能排出而形成的囊肿。

一、病因与发生机制

（一）睑腺炎常见的病因和发生机制

睑腺炎是指眼睑边缘的腺体发生炎症，常见的睑腺炎有急性睑腺炎和慢性睑腺炎。

（1）细菌感染：睑腺炎的主要病因之一是葡萄球菌和链球菌等细菌的感染，尤其是在眼部卫生条件差的情况下更容易感染。

（2）油脂分泌障碍：油脂分泌障碍是引起睑腺炎的另一个重要因素。油脂分泌不足会导致油脂浓度过高，堵塞了睑板腺，从而引起睑腺炎。

（3）眼部疾病：例如眼干燥症、结膜炎等，都可能引起睑腺炎。

（4）睫毛虫感染：睫毛虫感染也是睑腺炎的一种常见原因，睫毛虫是寄生在睫毛和睑缘皮肤上的一种微小生物，感染后会引起眼睑发痒、红肿等症状。

（二）睑板腺囊肿的病因与发生机制

睑板腺囊肿是指睑板腺内部发生囊肿，常见的病因如下。

（1）油脂分泌过多：油脂分泌过多会导致油脂在睑板腺内积聚，形成囊肿。

（2）油脂分泌障碍：油脂分泌不足或分泌质量不佳，油脂在睑板腺内积聚，也可形成囊肿。

（3）细菌感染：睑板腺内细菌感染也会引起睑板腺囊肿的发生。

（4）其他因素：睑板腺梗阻、炎症等也可能导致睑板腺囊肿的形成。

二、临床表现

（一）睑腺炎的临床表现

睑腺炎是指眼睑边缘的腺体发生炎症，常见的临床表现如下。

（1）眼睑红肿：睑腺炎患者眼睑边缘会出现红肿现象，严重时可能会影响视力。

（2）眼睑疼痛：眼睑边缘疼痛是睑腺炎的常见症状，疼痛程度因人而异。

（3）眼睑瘙痒：睑腺炎会引起眼睑瘙痒，有些患者会因为瘙痒而频繁揉眼睛，加重病情。

（4）分泌物增多：睑腺炎患者眼睑边缘会有分泌物增多的现象，有黄色或绿色脓性分泌物。

（5）眼睑沉重：睑腺炎会导致眼睑有沉重感，有时会感觉像有一块石头压在眼睑上。

（6）眼粘连：睑腺炎者早晨醒来时，眼睑可能会粘连在一起，有时还会有眼屎的现象。

（7）视力模糊：睑腺炎严重时，会影响视力，使视力模糊甚至失明。

（二）睑板腺囊肿的临床表现

睑板腺囊肿是指睑板腺内部发生囊肿，常见的临床表现如下。

（1）眼睑红肿：睑板腺囊肿患者眼睑边缘会出现红肿现象，严重时可能会影响视力。

（2）眼睑疼痛：眼睑边缘疼痛是睑板腺囊肿的常见症状，疼痛程度因人而异。

（3）眼睑瘙痒：睑板腺囊肿会引起眼睑瘙痒，有些患者会因为瘙痒而频繁揉眼睛，加重病情。

（4）分泌物增多：睑板腺囊肿患者眼睑边缘会有分泌物增多的现象，有黄色或绿色脓性分泌物。

（5）视力模糊：睑板腺囊肿严重时，会影响视力，使视力模糊甚至失明。

（6）眼睑沉重：睑板腺囊肿会导致眼睑沉重感，有时会感觉像有一块石头压在眼睑上。

（7）眼屎增多：睑板腺囊肿患者早晨醒来时，眼睑可能会有大量的眼屎。

（8）眼睑闭合困难：睑板腺囊肿严重时，会导致眼睑闭合困难，甚至无法正常闭合，影响日常生活。

三、治疗

（1）清洁护理：定期进行睑缘清洁，将油脂分泌物和细菌清除，可以减轻炎症和缓解症状。可以使用温水或生理盐水浸湿棉签轻轻擦拭睑缘，或者使用睑缘清洁液进行清洗。

（2）热敷：使用热敷可以促进睑板腺的排泄和改善血液循环，缓解炎症和红肿。可以使用热毛巾或者热水袋敷在眼睛上，每次持续10～15min，每天2～3次。

（3）抗生素眼药水或外用药膏：如果病情严重或者有化脓现象，医生可能会开具抗生素眼药水或外用药膏，局部涂抹或滴眼，以杀灭细菌和控制感染。

（4）口服抗生素：如果病情较重，医生可能会开具口服抗生素，以控制细菌感染。

（5）激光治疗：对于反复发作的睑腺炎患者，医生可能会推荐激光治疗，通过激光照射睑板腺，促进油脂排泄和改善局部血液循环，达到治疗的效果。

需要注意的是，睑腺炎治疗要坚持，避免熬夜、护肤品过敏等因素的影响，同时避免挤压病变区域，以防感染加重。如果症状严重或者长时间不见好转，应及时就医。

四、预防

睑腺炎及睑板腺囊肿的预防主要包括以下几个方面。

（1）定期清洁眼部：每天洗脸时，要特别注意清洁眼部，包括眼睑和睫毛根部。可以使用眼部清洁液或生理盐水进行清洗，以清除油脂和细菌。

（2）避免使用过期、不干净或者过敏的化妆品：化妆品容易滋生细菌，使用过期、不干净或者过敏的化妆品容易引起眼部感染。建议使用正规品牌的化妆品。

（3）避免熬夜和过度疲劳：熬夜和过度疲劳容易导致眼部疲劳和炎症，建议保证充足的睡眠和适当的休息。

（4）饮食健康：饮食健康对眼部健康也有很大的影响。建议多吃新鲜蔬菜和水果，多摄入富含维生素 A 和维生素 C 的食物。

（5）避免长时间使用电脑和手机：长时间使用电脑和手机容易导致眼睛疲劳和干涩，建议每隔一段时间休息一下，或者使用防蓝光眼镜保护眼睛。

第五节 屈光不正

屈光不正是指眼睛的折光系统出现异常，导致看近或看远时的光线无法聚焦到视网膜上，从而影响视力。常见的屈光不正包括近视、远视和散光。

一、病因与发生机制

屈光不正的病因与发生机制与眼球的结构和形态有关，主要包括以下几个方面。

（1）眼轴长度：眼轴长度是指眼球前后两个极点之间的距离。眼轴较长的人，晶状体和视网膜之间的距离就较远，光线聚焦在视网膜前面，导致近视。眼轴较短的人则相反，光线聚焦在视网膜后面，导致远视。

（2）角膜曲率：眼球前部的角膜是光线通过的第一个介质，角膜的曲率不同会影响光线的折射，导致近视或远视。

（3）晶状体曲度：晶状体是眼球内的一种透明结构，也会影响光线的折射。晶状体曲度的变化会导致散光。

（4）眼球形态：眼球的形态也会影响光线的折射，例如球形眼和锥形角膜等眼球形态异常都会导致视力问题。除了以上因素，遗传也是屈光不正的一个重要因素。如果父母有近视、远视或散光等问题，子女也容易出现类似的问题。

二、临床表现

（1）近视：近视患者眼球较长，导致光线聚焦在视网膜前，看远处的物体会模糊不清。常见的症状包括远视力模糊、近距离看东西清晰、眼睛疲劳等。

（2）远视：远视患者眼球较短，导致光线聚焦在视网膜后，看近处的物体会模糊不清。常见的症状包括近距离看东西模糊、眼睛疲劳、头痛等。

（3）散光：散光患者的角膜或晶状体不规则，导致光线聚焦在多个点上，看任何距离的物体都会出现模糊、扭曲等问题。常见的症状包括视力变形、眼睛疲劳等。

三、治疗

（1）近视：治疗方法包括佩戴近视眼镜、角膜塑形镜、硬性或软性隐形眼镜，或进行 LASIK 或 PRK 手术等。

（2）远视：治疗方法包括佩戴远视眼镜、角膜塑形镜、硬性或软性隐形眼镜，或进行 LASIK 或 PRK 手术等。

（3）散光：治疗方法包括佩戴散光眼镜、硬性或软性隐形眼镜，或进行 LASIK 手术等。

四、预防

养成良好作息生活习惯、积极参加户外活动，注意劳逸结合，多吃新鲜水果和蔬菜，发现问题及时和医生沟通。

第六节 角膜炎

角膜炎是角膜发生的炎症。炎症可以由细菌、病毒、真菌、寄生虫、过敏反应、化学物质或物理刺激引起。角膜炎的症状包括眼痛、灼热感、异物感、流泪、视力模糊、充血和角膜溃疡等。

一、病因与发生机制

（1）细菌、病毒、真菌等微生物感染：这些微生物可直接侵入角膜，或通过眼表的损伤口进入角膜，引起角膜炎。

（2）免疫反应：细菌、病毒、真菌等微生物感染后，机体免疫系统会引起一系列炎症反应，这些反应可引起角膜炎。

（3）外伤：眼睛被磕碰、划伤、腐蚀等，外伤会破坏角膜表面的屏障，使微生物易于侵入角膜，从而引起角膜炎。

（4）长期佩戴隐形眼镜：隐形眼镜会阻碍眼泪的正常循环，使角膜缺氧、易感染，从而引起角膜炎。

（5）免疫系统异常：免疫缺陷或自身免疫性疾病会导致机体对微生物的防御能力下降，易于引起角膜炎。

（6）烟草、空气污染等环境因素：烟草烟雾、空气污染等环境因素会使角膜表面受到污染，容易引起角膜炎。

二、临床表现

角膜炎是一种常见的眼部疾病，其主要临床表现如下。

（1）眼部不适：患者会有眼部不适、刺痛、灼热等不适感觉。

（2）眼红：由于炎症反应，患者眼球会出现红斑、充血。

（3）分泌物增多：患者眼睛会分泌大量的泪液、眼屎或分泌物。

（4）视力下降：炎症反应导致角膜水肿、上皮破坏等，患者视力会出现下降。

（5）角膜溃疡：严重的角膜炎会导致角膜溃疡，表现为角膜表面有明显的缺损和溃疡。

（6）光敏感：患者对光敏感，出现眼睛干涩、流泪等症状。

总之，如果出现以上的症状，建议及时就医，以免延误治疗。

三、治疗

角膜炎的治疗需要根据病因、病情和患者的身体状况进行综合治疗。常见的治疗方法包括以下几种。

（1）抗生素治疗：如果是由细菌感染引起的角膜炎，可以使用眼用抗生素滴眼液或眼膏进行治疗，以杀灭病原体。

（2）抗病毒治疗：如果是由病毒感染引起的角膜炎，可以使用抗病毒药物进行治疗。

（3）抗真菌治疗：如果是由真菌感染引起的角膜炎，可以使用抗真菌药物进行治疗。

（4）对症治疗：根据症状进行对症治疗，如使用人工泪液、消炎止痛药等。

（5）隐形眼镜的处理：如果是由佩戴隐形眼镜引起的角膜炎，需要暂停使用隐形眼镜，并进行清洗、消毒等处理。

（6）手术治疗：如果角膜炎引起了角膜溃疡，可能需要进行手术治疗，例如角膜移植等。

四、预防

保持眼部卫生、戴护目镜、遵循正确的隐形眼镜使用和清洁方法、避免接触化学品和有害物质。

第七节 青光眼

青光眼是一种常见的眼内压升高引起的视神经病变性疾病。

一、病因与发生机制

青光眼是一种眼内压过高引起的视神经病变性疾病。其主要病因是眼内房水的产生过量或排出障碍，导致眼内压升高，从而损伤视神经。具体来说，青光眼的病因主要包括以下几个方面。

（1）眼内房水产生过量：眼内房水是由睫状体分泌的，如果睫状体功能异常或有肿瘤等，会导致眼内房水产生过量，从而引起眼压升高，造成青光眼。

（2）眼内房水排出障碍：眼内房水需要通过前房角和三角柱网膜等途径排出眼外，如果这些部位有病变或阻塞，会导致眼内房水排出障碍，从而引起眼压升高。

（3）青光眼家族史：青光眼可能与遗传有关，如果家族中有青光眼患者，个体患青光眼的风险会增加。

（4）年龄因素：随着年龄的增长，眼内房水产生能力会逐渐减弱，排出能力也会下降，从而增加了青光眼的发病风险。

（5）其他因素：如长期使用类固醇、眼部外伤、糖尿病等也可能增加青光眼的发病风险。

总之，青光眼的病因比较复杂，但其基本机制都是眼内压过高导致的视神经病变。对于青光眼患者须及时进行治疗，以阻止病情的发展。

二、临床表现

青光眼的临床表现因不同类型的青光眼而异，但通常青光眼早期没有症状或仅有轻微的不适感，直到视神经损害比较严重才会出现明显的症状。常见的青光眼临床表现如下。

（1）开角型青光眼：早期无症状，但逐渐出现视野缺损、眼前黑影等症状，患者可能会感觉到眼睛疼痛、头痛等不适感。

（2）封闭型青光眼：发作急剧，患者可能会出现眼睛红肿、视力下降、眼睛疼痛、头痛、恶心等症状。

（3）儿童青光眼：早期症状包括眼睛流泪、角膜混浊、眼球放大等。

（4）继发性青光眼：症状与原发疾病有关，如白内障手术后可能会出现眼压升高、视力下降等症状。

总之，青光眼早期可能没有症状，但如果不及时治疗，可能会逐渐引起视神经损害，严重时会出现明显的视力障碍和眼睛不适感。患者如果出现任何眼部不适感、视力下降等症状，应及时就医进行检查和治疗。

三、治疗

青光眼的治疗包括药物治疗、手术治疗和其他治疗等。治疗方案应根据患者的病情和病因而定，以下是常见的治疗方式。

（1）药物治疗：主要包括降低眼内压的药物，如β-受体阻滞剂、利尿剂、前列腺素类药物等。这些药物可以减少眼内房水的产生或促进其排出，从而降低眼内压。

（2）手术治疗：包括激光治疗和手术治疗。激光治疗主要适用于开角型青光眼，可以缩小房角，增加房水的排出。手术治疗主要适用于难以控制的青光眼，如青光眼过滤术、玻璃体切割术等。

（3）其他治疗：如针灸、按摩、艾灸等辅助治疗，可以缓解症状，但不能治愈青光眼。

总之，青光眼的治疗应根据患者的病情和病因而定，早期诊断和治疗可以有效控制病情，减少视力损害。患者应定期复查，遵守医嘱，积极配合治疗，以达到良好的治疗效果。

四、预防

青光眼虽然不能完全预防，但可以通过以下措施来降低发病风险。

（1）定期检查：定期到医院进行眼部检查，特别是40岁以上人群和有青光眼家族史的人，应每年进行一次眼底检查和眼压检查。

（2）饮食调节：保持饮食均衡，摄入足够的水果和蔬菜，特别是富含维生素C和维生素E的食物，有利于眼睛健康。

（3）健康生活方式：保持健康的生活方式，如适量运动、戒烟、戒酒、保持充足的睡眠等。

（4）避免长时间用眼：长时间用眼容易使眼睛疲劳，增加眼压，应适当休息或进行眼部保健。

（5）避免使用有害物质：长期接触有害物质，如化学品等，可能增加患青光眼的风险。

总之，青光眼的预防需要从生活和饮食习惯、工作环境等多方面入手，及早进行定期检查，避免长时间用眼、接触有害物质等，有助于降低患青光眼的风险。

第八节　白　内　障

白内障是指眼睛的晶状体变得不透明，导致视力下降的一种眼病。

一、病因与发生机制

白内障是晶状体变得不透明，导致视力下降的疾病。其病因和发生机制可能受多种因素影响，包括以下几个方面。

（1）年龄：白内障是一种老年性眼病，随着年龄的增长，晶状体的蛋白质会逐渐变性，从而形成白内障。

（2）遗传因素：白内障可能与遗传相关，有家族病史的人群更容易患上白内障。

（3）紫外线辐射：长期暴露在紫外线下可能会增加患上白内障的风险。

（4）糖尿病：高血糖可能会导致晶状体蛋白质损伤，进而引起白内障。

（5）吸烟、饮酒：长期吸烟和饮酒会增加患上白内障的风险。

（6）氧化损伤：晶状体具有抗氧化作用，但长期缺乏抗氧化物质的摄入或缺乏保护作用，可能使晶状体遭受氧化损伤，形成白内障。

（7）某些药物：长期使用某些药物（如类固醇），会增加患上白内障的风险。

二、临床表现

白内障主要的临床表现包括以下几个方面。

（1）视力模糊：白内障患者的视力逐渐变差，看东西时可能感到模糊或有阴影。

（2）光敏感：患者可能会对光线变得更加敏感，特别是在强光下。

（3）双影或多影：白内障可能导致患者看到一个物体出现两个或多个影像。

（4）颜色变化：患者可能会感到颜色变得更加黯淡或失真。

（5）夜间视力下降：患者可能会发现夜间的视力变得更加模糊。

（6）对近距离物体的调节能力下降：患者可能会发现对近距离物体的调节能力下降，如看书、看报需要拉远距离才能看清楚。

（7）乱花视觉：患者可能会看到眼前的物体变得模糊、扭曲，有时还伴随有眩晕的感觉。

如果出现上述这些症状，应及时到医院进行眼科检查，以便进行诊断和治疗。

三、治疗

白内障的治疗通常是手术治疗，手术可以在患者的视力严重受损时进行。手术的目的是将变得不透明的晶状体取出，然后将人工晶状体植入眼内，以恢复视力。手术治疗一般分为以下几种类型。

（1）超声乳化手术：是目前最常用的白内障手术方法。医生会在眼部做一个小切口，然后使用超声乳化器将晶状体碎成小块，随后将碎片抽出，最后将人工晶状体植入眼内。

（2）直接取出手术：这种手术方式通常适用于患者的晶状体比较硬，难以通过超声乳化器碎成小块的情况。医生会通过一个较大的切口将晶状体取出，然后将人工晶状体植入眼内。

（3）晶状体切割手术：这种手术方式适用于患者同时患有白内障和青光眼等眼部疾病的情况。医生会通过切割晶状体的方法，将晶状体取出，然后将人工晶状体植入眼内。

在手术治疗之前，医生可能会建议患者进行一些预处理，如使用人工泪液、使用眼药物、戴墨镜等，以减轻症状和准备手术。此外，手术治疗后需要严格遵守医生的指导，避免活动过度、避免感染等。总之，白内障的主要治疗方法是手术治疗，手术前后需要严格遵守医生的指导，以确保手术效果和避免并发症。

四、预防

白内障是一种老年性眼病，因此预防白内障的最佳方法是保持健康的生活方式，尽可能减少或延缓其发生的风险。以下是预防白内障的几种方法。

（1）饮食：保持均衡的饮食，摄取足够的维生素 C 和维生素 E 以及叶黄素等营养素，可以减少白内障的发生风险。

（2）戒烟：吸烟是导致白内障的主要危险因素之一，戒烟可以降低白内障发生的风险。

（3）眼部保护：在户外活动时，戴上防紫外线的太阳镜或帽子可以降低紫外线对眼睛的伤害，降低发生白内障的风险。

（4）控制糖尿病：糖尿病患者容易患上白内障，因此控制血糖水平可以降低白内障的风险。

（5）避免长时间看电视和使用电脑：长时间看电视和使用电脑容易导致眼睛疲劳和干涩，增加白内障的风险。

如果出现白内障的症状，应及时到医院进行诊断和治疗。

第九节 视网膜脱离

视网膜脱离是指视网膜与其下方的营养层或血管层发生分离，导致视网膜功能受损，严重时会导致失明。

一、病因与发生机制

视网膜脱离通常是眼部外伤、高度近视、眼部手术、糖尿病等原因引起。

二、临床表现

视网膜脱离是一种较为严重的眼科疾病，其临床表现主要包括以下几个方面。

（1）视力下降：视网膜脱离后，视网膜功能受到损害，患者会出现视力下降的症状。轻度视网膜脱离时，视力下降较轻，严重的视网膜脱离会导致视力严重下降，甚至失明。

（2）闪光和飞蚊症：视网膜脱离时，由于视网膜分离，光线在视网膜上的传输受到影响，视觉会出现闪光、飞蚊症等视觉异常。

（3）出现黑点或暗区：视网膜脱离时，患者会出现黑点或暗区，甚至出现视野缺失的情况。

（4）眼前黑影：视网膜脱离严重时，患者可能会出现眼前黑影的症状，这是因为视网膜分离导致眼内液体进入眼球前部。

三、治疗

视网膜脱落常见的治疗方法如下。

（1）激光治疗：对于早期视网膜脱离，医生可以使用激光治疗来将视网膜重新固定在眼球上。

（2）冷冻治疗：对于较严重的视网膜脱离，医生可以使用冷冻治疗来将视网膜固定在眼球上。

（3）硅油注射：在视网膜脱离手术中，医生可以注射硅油来固定视网膜并保护其生长。

（4）眼底手术：对于严重视网膜脱离，医生可能需要进行眼底手术，通过将视网膜重新固定在眼球上来恢复视力。

四、预防

视网膜脱离是一种突发性疾病，难以完全预防，但可以采取以下措施降低发生风险。

（1）定期眼科检查：定期到眼科医生处进行检查，特别是有家族遗传史、高度近视和年龄较大的人群，应该定期进行眼科检查。

（2）控制眼内压：对于患有青光眼等眼内压升高疾病的人群，需要按照医生的建议进行治疗，控制眼内压。

（3）避免剧烈运动：剧烈运动可能导致视网膜脱落，因此在运动时应注意避免剧烈活动。

（4）避免眼部外伤：眼部外伤也是导致视网膜脱落的原因之一，因此在生活中应该注意避免眼部外伤。

（5）改变生活方式：保持健康的生活方式，如戒烟、戒酒、控制体重等，能够降低视网膜脱落的风险。

第十节　眼底出血

眼底出血是指眼球内的血管破裂，导致血液渗入眼底组织的现象。

一、病因与发生机制

（1）高血压：高血压是引起眼底出血的常见原因之一。

（2）糖尿病：糖尿病患者容易发生眼底出血，尤其是糖尿病视网膜病变。

（3）年龄：随着年龄的增长，眼球内的血管越来越脆弱，容易破裂。

（4）视网膜血管疾病：视网膜血管疾病如静脉阻塞、动脉阻塞等也会导致眼底出血。

（5）外伤：眼球外伤也可能导致眼底出血。

眼底出血的症状包括视力下降、眼前黑影、眼球疼痛和视野缩小等。

二、临床表现

眼底出血临床表现主要包括以下几个方面。

（1）视力下降：眼底出血可导致视力下降，严重的眼底出血可能会导致失明。

（2）眼球疼痛：眼底出血时，眼球内的压力会增加，导致眼球疼痛。

（3）视野缩小：眼底出血会影响视网膜的正常工作，导致视野缩小或变形。

（4）眼前黑影：眼底出血时，血液会阻挡正常的光线进入眼睛，导致眼前黑影或浮动。

（5）眼部红斑：眼底出血时，破裂的血管会引起眼部红斑。

如果出现以上症状，应及时到医院就诊。

三、治疗

眼底出血的治疗方案应根据病因而定。一般来说，治疗眼底出血的方法包括以下几种。

（1）对症治疗：对于轻度的眼底出血，通常不需要特殊治疗，只需要观察和休息即可。对于严重的眼底出血，可以使用润滑剂或眼药水来缓解疼痛和不适。

（2）控制病因：对于引起眼底出血的疾病，如高血压、糖尿病等，需要控制病因，通过药物治疗、生活方式调整等方式来控制疾病的发展。

（3）激光治疗：对于一些眼底出血的病因，如糖尿病视网膜病变、黄斑部病变等，可以采用激光治疗来控制出血和修复眼底组织。

（4）手术治疗：对于严重的眼底出血，或者出血后造成的视力受损等情况，可能需要进行手术治疗，如玻璃体切割术等。

总之，眼底出血的治疗方法需要根据病因和症状而定，如果出现眼底出血的症状，应及时到医院就诊，并接受专业的眼科医生的诊治和治疗。

四、预防

眼底出血的预防主要是控制引起眼底出血的疾病和危险因素，包括以下几个方面。

（1）控制高血压：高血压是导致眼底出血的常见原因之一，控制血压是预防眼底出血的关键。

（2）控制糖尿病：糖尿病是导致眼底出血的另一个常见原因，需要通过饮食、运动和药物治疗来控制血糖水平。

（3）戒烟、戒酒：吸烟和饮酒会增加眼底出血的风险，应该戒烟、戒酒。

（4）避免外伤：眼球外伤也可能导致眼底出血，需要注意避免眼球受到外伤。

（5）定期检查：定期进行眼科检查，及时发现和治疗眼部疾病，预防眼底出血的发生。

第十一节　黄斑前膜、黄斑裂孔

一、黄斑前膜

黄斑前膜是一种发生在黄斑区的疾病，也被称为玻璃体视网膜增生、玻璃体视网膜剥脱后综合征等。

（一）病因与发生机制

黄斑前膜的病因和发生机制目前还不是非常清楚，但是有研究表明，与下列因素有一定关系。

（1）年龄：黄斑前膜多发生在50岁以上的中老年人身上，随着年龄的增长，黄斑区的结构和功能会发生改变，从而增加黄斑前膜的风险。

（2）眼部炎症或创伤：眼部炎症或创伤可能会导致黄斑区的细胞或组织损伤，从而引发黄斑前膜的形成。

（3）糖尿病：糖尿病患者因为血糖高会导致血管损伤，而黄斑前膜的形成与血管损伤有一定关系。

（4）玻璃体手术：玻璃体手术可能会刺激黄斑区的细胞和组织，从而导致黄斑前膜的形成。

（5）长期使用某些药物：一些药物如类固醇等长期使用会增加黄斑前膜的风险。

（二）临床表现

黄斑前膜的临床表现主要包括以下几个方面。

（1）视力下降：黄斑前膜会影响视网膜的正常工作，导致视力下降。

（2）中心视野模糊：黄斑前膜影响黄斑区的正常结构和功能，导致中心视野模糊或变形。

（3）直线变形：患者可能会感觉到直线变形或扭曲，如直线看起来弯曲或变形等。

（4）阅读困难：由于黄斑前膜的影响，患者可能会出现阅读困难、看字不清等症状。

如果出现以上症状，应及时到医院就诊。

（三）治疗

黄斑前膜的治疗主要包括保守治疗和手术治疗两种方式。

（1）保守治疗：对于轻度的黄斑前膜患者，可以采用保守治疗措施，如密切观察，控制血糖、血压，避免吸烟、饮酒等不良习惯，保持良好的生活习惯。此外，适当补充维生素 C、维生素 E、维生素 A 等营养素，也有助于黄斑前膜的治疗。

（2）手术治疗：对于中度、重度的黄斑前膜患者，手术治疗是必要的。常见的手术治疗方法包括玻璃体切割手术和黄斑前膜切除手术。玻璃体切割手术是通过切割玻璃体中对黄斑前膜造成影响的纤维组织，使黄斑前膜得以平整，从而改善视力。而黄斑前膜切除手术则是将黄斑前膜彻底切除，然后进行黄斑区的修复，比如进行黄斑区的移植等，以恢复视力。

不同的治疗方法具有不同的优点、缺点和风险，需要在医生的指导下进行选择。

（四）预防

黄斑前膜的预防包括以下几个方面。

（1）控制基础疾病：黄斑前膜与糖尿病、高血压等基础疾病有一定关系，因此需要积极控制这些疾病，保持健康的生活方式。

（2）健康饮食：适当增加富含维生素 C、维生素 E、维生素 A 和叶黄素等营养素的食物，如新鲜水果、蔬菜，坚果、鱼类等，有助于预防和改善黄斑前膜。

（3）戒烟、戒酒：吸烟和饮酒对眼睛有害，容易导致黄斑前膜等眼部疾病，因此应该戒烟、戒酒。

（4）注意用眼卫生：长时间用眼容易导致眼部疲劳和干涩，应该注意用眼卫生，避免长时间盯着电脑、手机等电子屏幕。

（5）定期检查：定期到医院进行眼部检查，及时发现黄斑前膜等眼部疾病，以便及时治疗和预防病情进展。

总之，黄斑前膜的预防需要从生活方式、饮食习惯、眼部卫生和定期检查等方面入手，保持健康的生活方式和良好的用眼习惯，可以有效预防和减少黄斑前膜的发生。

二、黄斑裂孔

黄斑裂孔是一种眼部疾病，是指黄斑区出现裂缝或开口，导致视网膜神经元的损伤和视力下降。

（一）病因与发生机制

黄斑裂孔的病因和发生机制尚不完全清楚，但目前的研究认为，黄斑裂孔可能与以下因素有关。

（1）年龄因素：随着年龄的增长，黄斑区的结构和功能会发生变化，从而增加了黄斑裂孔的风险。

（2）高度近视：高度近视的人群患黄斑裂孔的风险较普通人群更高。

（3）眼部外伤：眼部受到明显的外伤或手术创伤，如白内障手术、玻璃体切割手术等，也可能导致黄斑裂孔的发生。

（4）黄斑区的病变：黄斑区的病变，如黄斑前膜、黄斑变性等，也可能增加黄斑裂孔的发生风险。

（5）其他因素：糖尿病、高血压、动脉硬化、吸烟等因素也可能影响黄斑裂孔的发生。

（二）临床表现

黄斑裂孔的临床表现主要有以下几点。

（1）视力下降：黄斑裂孔是导致视力下降的主要原因之一，患者常常感觉视力模糊、失去焦距、难以看清近距离的物体等。

（2）外周视野缺损：黄斑裂孔会影响视网膜中央区域，使周围视野发生缺损或失明。

（3）出现扭曲或歪斜的视觉：黄斑裂孔的患者可能会感觉视觉出现扭曲或歪斜的情况，这种症状可能会导致患者难以正常看清物体的形状和大小。

（4）眼睛疼痛：黄斑裂孔的患者可能会出现眼睛疼痛或眼部不适的症状。

（三）治疗

黄斑裂孔的治疗取决于其大小和临床症状的严重程度。以下是黄斑裂孔的治疗方法。

（1）观察治疗：对于小型的黄斑裂孔，且没有明显的视力下降和症状，可以采用观察治疗。定期进行眼底检查，以确保黄斑裂孔没有进一步扩大或出现其他并发症。

（2）手术治疗：对于较大或有明显视力下降的黄斑裂孔，需要进行手术治疗。手术治疗的方法包括玻璃体切割手术和视黄醇治疗。玻璃体切割手术是一种微创手术，通过切割玻璃体，清除黄斑区下面的液体，使黄斑裂孔周围的组织重新黏合。视黄醇治疗则是将视黄醇注入黄斑裂孔周围的眼部组织中，刺激组织再生和修复。

（3）康复治疗：黄斑裂孔手术后需要进行康复治疗，如眼部活动、视觉训练等，以促进黄斑区组织的恢复和视力的提高。

早期发现和治疗黄斑裂孔可以有效预防其进一步扩大和出现其

他并发症，提高视力和生活质量。

（四）预防

黄斑裂孔是一种常见的眼部疾病，预防黄斑裂孔的发生需要注意以下几点。

（1）注意眼部健康：保持眼部卫生，避免眼部受到污染和感染。定期进行眼部检查，及早发现并治疗眼部疾病。

（2）控制疾病：控制慢性疾病，如糖尿病、高血压等，以减少对眼部的影响。

（3）戒烟、戒酒：戒烟、戒酒，减少对眼部的损伤。

（4）饮食健康：饮食应多样化，注意补充营养，如维生素 C、维生素 E 等，有助于保护眼部健康。

（5）避免眼部外伤：避免眼部受到外伤，如戴护目镜进行体育活动等。

（6）注意用眼卫生：使用电子产品时要注意眼睛与屏幕的距离，避免长时间注视屏幕导致眼睛疲劳。

总之，预防黄斑裂孔需要注意眼部健康，控制慢性疾病，戒烟、戒酒，注意饮食健康，避免眼部外伤，注意用眼卫生。同时，定期进行眼部检查，及早发现和治疗眼部疾病，也是预防黄斑裂孔的重要措施。

第十二节　结膜下出血

结膜下出血是指结膜下面的血管破裂，血液渗入结膜下层，导致结膜下层出现红斑或血肿的现象。

一、病因与发生机制

（1）外伤：眼部外伤是结膜下出血的常见原因，如撞击、扭伤等。

（2）眼部手术：眼部手术后出现结膜下出血的可能性较高。

（3）眼部感染：如结膜炎、角膜炎等。

（4）高血压：高血压患者容易出现眼部的出血现象。

（5）血液疾病：如血小板减少性紫癜、血友病。

二、临床表现

结膜下出血的临床表现主要包括以下几个方面。

（1）突然出现的眼球红斑：结膜下出血导致结膜下层出现血液渗出，会表现为突然出现的眼球红斑，严重者可能会形成血肿。

（2）眼部异物感：出血导致结膜下层充血，刺激眼球，可能会引起眼部异物感、疼痛、痒等症状。

（3）视力无明显变化：结膜下出血一般不会对视力造成影响，视力无明显变化。

（4）双眼可能同时出现：结膜下出血不一定只出现在一只眼睛，有时可能会同时出现在两只眼睛中。

（5）伴随其他症状：出血可能是其他眼部疾病的症状之，如结膜炎、角膜炎等。伴随其他症状时，需要及时就医，进行专业的诊断和治疗。总之，结膜下出血的临床表现主要为突然出现的眼球红斑、眼部异物感、疼痛、痒等症状，视力一般不受影响。如果伴随其他症状或者症状严重，需要及时就医。

三、治疗

结膜下出血的治疗主要是观察治疗，多数情况下会自行消退，不需要特殊处理。但在治疗过程中需要注意以下几点。

（1）眼睛休息：避免用力、疲劳、长时间使用电子产品等，让眼睛得到充分的休息。

（2）冷敷：可以使用冰袋或冷敷物轻轻敷在眼睛上，有助于缓解眼部不适症状。

（3）避免用眼药水：一般情况下不需要使用眼药水，除非医生有特殊建议。

（4）避免刺激眼睛：避免使用化妆品、洗脸时不要用力揉搓眼睛等，避免刺激眼睛。

（5）观察病情：需要定期观察病情，如果病情加重或出现其他不适症状，需要及时就医。

需要注意的是，如果出现严重的症状或者伴随其他眼部疾病，需要及时就医，进行专业的诊断和治疗。如出血范围较大、影响视力、伴随其他眼部疾病等情况，医生可能会采取其他治疗措施，如局部止血、手术治疗等。

四、预防

结膜下出血是一种常见的眼科疾病，预防结膜下出血须注意以下几点。

（1）避免用力擤鼻子：用力擤鼻子可能会导致眼压升高，加剧结膜充血，容易引起结膜下出血。

（2）避免眼睛疲劳：长时间看电视、使用电子产品等容易导致眼睛疲劳，需要适时休息和眼保健操。

（3）避免眼部创伤：避免眼部受伤，如戴护目镜、安全帽等。

（4）饮食调理：多吃新鲜水果和蔬菜，增加维生素 C 和维生素 E 的摄入，有助于增强眼部抵抗力。

（5）定期检查：定期进行眼部检查，有助于早发现眼部疾病，及时进行治疗，减少出血的可能性。

需要注意的是，结膜下出血多数情况下是自限性疾病，不会对视力产生持久的影响，但在预防过程中还是需要注意保护眼睛，避免发生其他眼部疾病和损伤。

第十二章 耳鼻喉科检查

第一节 外耳道湿疹

外耳道湿疹是一种常见的发生在外耳道内、耳郭及耳部周围皮肤的炎症性疾病。

一、病因

外耳道湿疹的病因复杂，可能与以下因素有关。

（1）过敏：如对花粉、灰尘、动物毛发等过敏。

（2）湿度：外耳道过于潮湿或者干燥都可能导致湿疹。

（3）耳道清洁不当：过度清洁或者不清洁都可能导致湿疹。

（4）皮肤疾病：如湿疹、银屑病等皮肤疾病可能导致外耳道湿疹。

二、临床表现

（1）外耳道瘙痒。

（2）外耳道疼痛。

（3）外耳道分泌物增多。

（4）外耳道红肿。

三、治疗

治疗外耳道湿疹的方法如下。

（1）避免过敏原：不吃辛辣食物、海鲜，不接触化学物品。

（2）保持外耳道干燥。

（3）清洁耳朵。

（4）使用抗过敏药物。

（5）使用外用药物。

四、预防

预防外耳道湿疹的方法如下。

（1）避免过度清洁和过度刺激耳朵。

（2）避免接触过敏原。

（3）保持外耳道干燥。

第二节　急性化脓性中耳炎

急性化脓性中耳炎是一种常见的中耳炎类型，是中耳黏膜的急性化脓性感染。

一、病因与发病机制

急性化脓性中耳炎的疾病通常是以下病因引起的。

（1）细菌感染：多继发于上呼吸道感染，可能部分病例初起为病毒感染而后细菌侵入。多见于冬春季节，有血液病、营养不良、变态反应及心肺病、肾炎、糖尿病患者易于诱发。常见的致病菌包括肺炎链球菌、流感嗜血杆菌、流感病毒等。

（2）病毒感染：如麻病病毒、风病病毒等。

（3）真菌染色：如白色念珠菌等。

急性化脓性中耳炎的发病机制：引起中耳炎的常见原因是鼻咽部感染，因为鼻咽部与中耳之间的耳朵管是连接的，感染可以通过耳咽管散到中耳。感染后，细菌或病毒在中耳内繁殖，引起中耳膜的炎症和水肿，导致中耳内压力升高，耳膜变得充血、水肿。

中耳炎还可能引起骨化迁移，即在中耳腹内形成金属化物质，这种金属化物质可能会影响听力和平衡功能。

二、临床表现

以耳痛，耳道流脓，鼓膜充血、穿孔为特点，还有耳朵胀痛、耳后淋巴结肿大、发热、头痛、听力下降、耳漏等症状。在儿童中更为常见，因为他们的耳道比成年人更短、更水平，更容易发生炎症。

三、较常见的感染途径

（1）咽鼓管途径：急性上呼吸道感染、不适当地擤鼻、婴幼儿哺乳位置不当。

（2）外耳道鼓膜途径：外伤性鼓膜穿孔、医源性鼓膜损伤。

（3）血行感染：少见，如败血症、脓毒血症等。

四、治疗

控制感染和通畅引流。方法包括抗生素治疗、止痛药和消炎药等。若治疗及时、得当，分泌物引流通畅，炎症消退后鼓膜穿孔多可自行愈合，听力大多能恢复正常。治疗不当或病情严重者，可遗留鼓膜穿孔、中耳粘连症、鼓室硬化或转变为慢性化脓性中耳炎，甚至引起各种并发症。日常预防包括普及有关正确擤鼻涕及哺乳的卫生知识；积极防治上呼吸道感染及呼吸道传染病；有鼓膜穿孔或鼓室置管者避免参加游泳等有可能导致耳内进水的活动。

第三节　鼻中隔偏曲

鼻中隔偏曲是一种鼻腔结构异常，鼻中隔是一块软骨和骨组成的隔板，将鼻腔分为左右两个部分。当鼻中隔偏曲时，这个隔板变形或向一侧倾斜，导致鼻腔的一个侧面变窄或者完全被堵塞，鼻腔气流受限或不对称，影响呼吸和引起一系列鼻部问题的疾病。

一、病因

鼻中隔由多块软骨和骨质共同组成，相互间构成复杂的连接，诸骨间生长发育均衡才可能保证鼻中隔处于正中位。若其中一块骨发育不正常，可影响其他骨的发育，从而发生诸骨相互间各种不同形态的异常连接。因此，临床上鼻中隔偏曲的类型比较多样化，有C形、S形、棘突（呈尖椎样突起），或嵴突（由前向后条形山嵴样突起）。

鼻中隔偏曲的病因不完全清楚，但可能与以下因素有关。

（1）先天因素：鼻中隔偏曲可能与先天发育异常有关，包括鼻中隔发育不良、鼻中隔软骨或骨骼发育异常等。

（2）外伤或手术：头部外伤或手术可能导致鼻中隔偏曲，特别是儿童时期的外伤可能会影响鼻中隔的发育。

（3）长期吸烟：长期吸烟可能对鼻中隔造成损伤，导致鼻中隔偏曲。

（4）慢性鼻炎：慢性鼻炎可能导致鼻中隔黏膜肿胀，进而导致鼻中隔偏曲。

二、临床表现

鼻中隔偏曲的临床表现如下。

（1）鼻塞：为最常见的症状。向一侧偏曲者，早期多为单侧鼻塞，久之对侧出现中、下鼻甲代偿性肥大，又称结构性鼻炎，进而出现双侧鼻塞；向双侧偏曲者如S型偏曲，则鼻塞多为双侧。

（2）鼻出血：常发生在偏曲前端之凸面、骨棘的表面，此处黏膜菲薄，常直接受干燥气流及粉尘的刺激，造成黏膜干燥，发生糜烂、结痂而导致涕中或痂中带血，甚至鼻出血。

（3）头痛：鼻中隔偏曲可能导致鼻腔内压力的失衡，引起非特异性头痛。滴用减充血剂或鼻黏膜表面麻醉后，头痛可减轻或消失。

（4）继发鼻窦炎：鼻中隔偏曲特别是高位偏曲，压迫中鼻甲导致外移或致对侧中鼻甲代偿性肥大或气化过度、钩突肥大外移或黏膜肥厚，妨碍窦口鼻道复合体的通气和引流，可诱发鼻窦炎并产生相应的症状。

（5）耳部症状：咽鼓管功能障碍，患者可表现为单侧耳鸣、耳闷或听力下降。

（6）原有的血管运动性鼻炎或变应性鼻炎症状加重。

（7）嗅觉障碍：鼻中隔偏曲一般很少导致嗅觉障碍。

（8）流鼻涕：鼻中隔偏曲可能导致鼻腔分泌物排出受阻，引起流鼻涕。

（9）打鼾：鼻中隔偏曲可能导致呼吸不畅，影响睡眠，引起打鼾。

（10）呼吸困难：严重的鼻中隔偏曲可能导致呼吸困难。

总之，鼻中隔偏曲的临床症状各异，需要根据患者情况进行综合判断。

三、治疗

（1）根据患者症状和影响程度来确定是否需要治疗。一般情况下，症状轻微的患者可以通过药物治疗或改变生活习惯进行自我管理，而症状严重的患者可能需要手术治疗。

（2）选择合适的治疗方法。鼻中隔偏曲的治疗方法包括手术矫正、药物治疗、中药治疗等，需要根据患者的情况选择适当的治疗方式。

（3）重视并及时治疗并发症。鼻中隔偏曲可能导致鼻窦炎、中耳炎等并发症，需要及时治疗。

（4）注意鼻腔卫生和预防感染。鼻中隔偏曲可能导致鼻腔分泌物排出不畅，容易滋生细菌和病毒，需要注意鼻腔卫生和预防感染。

（5）预防鼻中隔偏曲复发。手术治疗后需要遵守医生的建议进行恢复和预防措施，避免鼻中隔偏曲复发。

大部分人都存在一定的鼻中隔偏曲，但无明显临床症状，一般不必处理，确诊鼻中隔偏曲且出现明显症状者，可行鼻中隔黏膜下矫正术治疗。

第四节　过敏性鼻炎

过敏性鼻炎是一种常见的过敏反应性疾病，是由于过敏原（如花粉、尘螨、宠物毛发等）引发的鼻黏膜炎症，当过敏原侵入人体后，免疫系统会产生 IgE 抗体，导致炎症介质的释放，引起鼻黏膜肿胀、分泌物增多等症状。

一、临床表现

（1）鼻塞：鼻腔黏膜肿胀，导致鼻塞感。

（2）清水样流涕：鼻腔黏膜分泌物增多，从鼻孔流出。

（3）阵发性喷嚏：免疫系统对过敏原产生反应，引起鼻腔黏膜痉挛，从而导致打喷嚏。

（4）鼻痒：免疫系统对过敏原产生反应，引起鼻腔黏膜痒感。

（5）头痛：鼻塞和流涕等症状可能导致头部不适。

（6）眼痒、流泪：有些患者可能同时出现眼部症状，如眼痒、流泪等。

（7）喉咙痛：过敏性鼻炎可能引起喉咙痛。

（8）咳嗽：鼻腔分泌物刺激喉部，可能引起咳嗽。

（9）睡眠障碍：鼻塞、流涕等症状可能影响睡眠。

总的来说，过敏性鼻炎的症状多种多样，具体表现因人而异，一般而言症状较轻，但也有严重的情况。如果症状较重或持续时间较长，建议及时就医。

二、治疗

（1）避免接触过敏原：尽可能避免接触过敏原，如定期清洁房间、减少宠物接触等。

（2）药物治疗：包括抗组胺药、糖皮质激素、减充血剂、抗胆碱药、肥大细胞稳定剂和白三烯受体拮抗剂。

（3）免疫治疗：免疫治疗是通过注射过敏原来增强免疫系统，从而减少过敏反应的发生。免疫治疗需要在医生的指导下进行，通常需要持续几年。

(4)辅助治疗：鼻洗液、口罩、空气净化器等也可以辅助治疗。

(5)外科手术：针对部分患者，以缓解症状，纠正解剖学异常为目的。

总的来说，过敏性鼻炎的治疗需要根据个体情况进行个体化治疗，避免过敏原是最重要的治疗措施，同时药物治疗和免疫治疗是常用的治疗方法。

第五节　慢性鼻炎

慢性鼻炎是一种持续性的鼻黏膜炎症，通常持续时间长，且病变范围广泛，可涉及鼻腔、鼻窦等部位。

一、病因与发病机制

慢性鼻炎的病因和发病机制还不完全清楚，但可能与以下因素有关。

(1)细菌感染：细菌感染是引起慢性鼻炎的主要因素之一。

(2)病毒感染：病毒感染也可能导致慢性鼻炎的发生。

(3)真菌感染：某些真菌感染也可能引起慢性鼻炎。

(4)过敏反应：过敏原刺激鼻腔黏膜，导致炎症反应。

(5)气味和化学物质：长期暴露在有害气味和化学物质中，可能对鼻腔黏膜产生损害。

(6)遗传因素：个体遗传因素也可能影响慢性鼻炎的发生。

(7)免疫反应：免疫系统的异常反应可能引起慢性鼻炎。

（8）环境因素：环境因素，如气候、空气污染等也可能对慢性鼻炎的发生起到一定作用。

二、临床表现

慢性鼻炎的主要临床表现如下。

（1）鼻塞：鼻腔黏膜肿胀，导致鼻塞感。鼻塞严重时可能影响呼吸。

（2）流涕：鼻腔黏膜分泌物增多，从鼻孔流出。分泌物可能为黄色或绿色。

（3）鼻痒：鼻腔黏膜刺激，引起鼻痒感。

（4）打喷嚏：鼻腔黏膜痉挛，从而导致打喷嚏。

（5）头痛：鼻塞和流涕等症状可能导致头部不适。

（6）嗅觉减退：鼻腔黏膜炎症可能导致嗅觉减退或丧失。

（7）面部压痛：慢性鼻炎可能引起鼻窦炎，导致面部压痛。

（8）喉咙痛：鼻腔分泌物刺激喉部，可能引起喉咙痛。

（9）咳嗽：鼻腔分泌物刺激喉部，可能引起咳嗽。

三、治疗

（1）治疗基础疾病：如有基础疾病，应及时治疗，如鼻窦炎、鼻息肉、过敏性鼻炎等。

（2）避免过敏原：尽可能避免接触过敏原，如定期清洁房间、减少宠物接触等。

（3）药物治疗：药物治疗包括抗生素、局部或口服类固醇、抗过敏药等。抗生素可以用于治疗细菌感染，局部或口服类固醇可以减轻鼻腔黏膜的肿胀和炎症，抗过敏药可以减轻症状。

（4）手术治疗：手术治疗适用于严重的慢性鼻炎患者，包括鼻窦置管、鼻窦冲洗和手术清除鼻窦等。

（5）保持鼻腔清洁：定期用生理盐水或者鼻腔清洁剂清洗鼻腔，可以清除鼻腔内的细菌、病毒、灰尘等有害物质，戴口罩、空气净化器等也可以辅助治疗，预防鼻炎的发生。

（6）保持室内空气清新：定期开窗通风，保持室内空气清新，保持适当湿度。

（7）避免过度使用鼻腔药物：过度使用鼻腔药物可能对鼻腔黏膜造成损伤，增加鼻炎的风险。

（8）保持良好的生活习惯：保持良好的饮食习惯、规律作息等，增强身体免疫力，预防鼻炎的发生。

治疗慢性鼻炎需要根据个体情况进行个体化治疗，避免过敏原是最重要的治疗措施，同时药物治疗和手术治疗是常用的治疗方法。

第六节　慢性鼻窦炎

慢性鼻窦炎发病率 8% ～ 15%，是鼻与鼻窦黏膜的慢性持续性炎症，分为不伴有鼻息肉和伴有鼻息肉两种类型。可源于急性鼻窦炎，多与变态反应、感染以及鼻腔 - 鼻窦解剖学异常有关。

一、病因

（1）病原微生物。

（2）过敏原。

（3）先天性或获得性黏液纤毛功能异常。

（4）先天性免疫或获得性免疫功能异常。

（5）鼻腔解剖异常。

二、临床症状

（1）鼻塞：为主要临床症状之一。根据鼻腔黏膜炎症程度、是否有鼻息肉和鼻息肉的大小，鼻塞可为间歇性、交替性或持续性，较重者会导致睡眠障碍。因持续鼻塞与睡眠障碍，可对患者的记忆力、精神状态、整体生活质量造成影响。

（2）鼻分泌物增多：主要症状之一。为间断性，或长期持续，多为黏液性或黏脓性，量多少不一。鼻内镜检查可见分泌物来源于或积聚于中鼻道和嗅裂，也可见分泌物向后流向后鼻孔。

（3）头面部闷胀感：多为鼻内分泌物积聚、窦内压力增高引起，患者常表现为睡不醒或精神不佳，若非遇到急性感染，很少伴有明确的头痛。

（4）嗅觉减退或消失：多为嗅区黏膜炎症、水肿、鼻息肉阻塞等引起，轻症或早期患者的嗅觉改变经治疗后可获得改善，严重者或病史较长者，尤其是伴有多发性鼻息肉或哮喘者多为不可逆性。

（5）疲劳：多因睡眠质量不高，头胀头晕导致。

三、治疗

慢性鼻窦炎的治疗包括以下几个方面。

（1）加强药物治疗：是慢性鼻窦炎独特的治疗方式。双途径抗炎（包括鼻用抗炎药和全身抗炎药）以及鼻腔盐水盥洗（2.3% 高渗盐水），疗程 3 个月以上。

（2）手术：若其他治疗方式无效，医生可能会考虑手术来清除鼻窦内的炎症。

（3）抗过敏治疗。

（4）黏液促排剂：有利于稀释黏液，改善纤毛传输功能。

（5）中药治疗。

（6）血管收缩剂：有急性感染时可使用，不能超过7d。

四、预防

（1）经常洗手，避免感染。

（2）保持健康的生活方式，如饮食均衡，充足睡眠，减少压力等。

（3）避免过度使用鼻子喷雾剂或去充血喷雾剂。

（4）保持鼻腔清洁。

（5）避免接触空气污染物。

（6）不要吸烟或避免吸二手烟。

第七节　阻塞性睡眠呼吸暂停低通气综合征

阻塞性睡眠呼吸暂停低通气综合征是指在睡眠中，上气道塌陷阻塞引起的呼吸暂停和低通气的现象，常伴有打鼾、睡眠结构紊乱、频繁发生血氧饱和度下降等，严重影响睡眠质量和生活质量。

一、病因

阻塞性睡眠呼吸暂停低通气综合征的原因比较复杂，包括以下几个方面。

（1）生理原因：鼻腔、咽喉等结构异常，容易出现阻塞，如鼻腔或鼻咽部狭窄、咽喉或咽喉腔狭窄、上下颌骨发育畸形等。

（2）病理原因：如肥胖、糖尿病、高血压、心脏病等。

（3）睡眠习惯不良：如长时间熬夜、睡眠质量差等。

二、临床表现

阻塞性睡眠呼吸暂停低通气综合征临床表现如下。

（1）呼吸暂停或者呼吸浅表，造成睡眠质量下降。

（2）强烈的打鼾声，有可能伴随着呼吸暂停。

（3）夜间多次醒来，夜间多次上厕所。

（4）白天感到疲劳、嗜睡、头痛、注意力不集中、易怒等。

（5）其他并发症。

三、治疗方式

针对不同的原因，治疗方式也不同。

（1）病理性因素：治疗糖尿病、高血压、心脏病等基础疾病，可以减缓阻塞性睡眠呼吸暂停低通气综合征的症状。

（2）生理性因素：手术治疗如扁桃体切除、鼻窦炎手术等。

（3）睡眠习惯不良：改变不健康的睡眠习惯，如每晚保证充足睡眠时间、避免长时间熬夜等。

（4）睡眠呼吸机：使用睡眠呼吸机，通过气流的不断传送，保持呼吸道通畅，缓解阻塞性睡眠呼吸暂停低通气综合征的症状。

四、预防

（1）控制体重，避免肥胖。

（2）避免吸烟和饮酒。

（3）避免长时间熬夜和过度疲劳。

（4）保持规律的睡眠时间和作息习惯。

（5）定期进行健康体检，及时发现和治疗基础疾病。

第八节　鼻　息　肉

鼻息肉是一种常见的鼻腔和鼻窦疾病，是一种良性的软组织肿瘤，常常生长在鼻腔和鼻窦黏膜上，呈现为灰白色的、柔软的、呈扁平形状的肿块。鼻息肉的发生和生长与鼻腔和鼻窦的炎症、过敏反应、鼻窦炎、气体刺激等有关，容易影响鼻腔和鼻窦的正常功能，导致呼吸困难、打鼾、嗅觉减退等症状。

一、临床表现

（1）鼻塞、呼吸困难等上呼吸道症状。

（2）嗅觉减退。

（3）鼻腔不适、流涕等症状。

（4）可能会出现头痛、面部压迫感等症状。

二、检查

鼻息肉的确诊需要进行相关的检查，具体如下。

（1）鼻内镜检查：可以直接观察到鼻腔和鼻窦内的息肉状况。

（2）放射学检查：如 X 线、CT、MRI 等，可以明确鼻窦炎、骨质增生等情况，确定鼻息肉的位置和大小。

三、治疗

鼻息肉的治疗方式包括药物治疗和手术治疗等。

（1）药物治疗：如局部使用鼻用激素类药物、口服抗过敏药物等，可以减轻鼻塞、流涕等症状，缩小鼻息肉的大小。

（2）手术治疗：目前基本都是选择鼻内镜手术，去除病变组织，开放鼻窦，使鼻腔鼻窦引流通畅，恢复呼吸道通畅。

四、预防

预防鼻息肉的方法如下。

（1）避免长时间暴露在空气污染的环境中。

（2）避免吸烟和饮酒。

（3）避免长时间吸入粉尘和异物。

（4）加强身体锻炼、增强体质。

（5）定期进行鼻腔和鼻窦的清洁和保养。

总之，对于鼻息肉病患者来说，及时就医、正确治疗非常重要，避免病情恶化并缓解症状，提高生活质量。

第九节　急、慢性咽炎

急、慢性咽炎是咽黏膜、黏膜下组织的急性或慢性炎症，多累及咽部淋巴结组织。

一、病因

急、慢性咽炎的病因比较复杂，常见的病因如下。

（1）呼吸道感染：如病毒感染、细菌感染等。

（2）长期嗓子干燥：如长时间吸烟、长时间说话、长时间吸入干燥空气等。

（3）长时间暴露在污染环境中：如暴露在有大量工业废气、粉尘、尘螨等的环境里。

（4）免疫功能下降：如患有糖尿病、艾滋病等。

（5）药物作用：如长时间吸入药物等。

二、临床表现

（1）急性咽炎一般起病急，常伴有发热、头痛、乏力、全身酸痛等，局部可表现为咽部黏膜充血、肿胀，可伴有咳嗽、咳痰等。

（2）慢性咽炎可由急性咽炎转化而来，也可由其他引起，一般无全身症状，以局部症状为主，主要表现为时轻时重的咽痛，咽部不适感、异物感、痒感、灼热感、干燥感，可出现顽固性咳嗽等，较难治愈。

三、治疗

（1）局部治疗：可选用复方硼砂溶液漱口，含润喉片、喉糖等，可以缓解咽喉干燥的感觉。

（2）饮食调理：避免辛辣、酸等强烈调味品、多喝水、多吃蔬菜水果等。

（3）保持良好的生活习惯：加强身体锻炼，保持心情愉悦、戒烟、戒酒、避免长时间吸入异味等。

（4）减少或避免在粉尘环境下工作。

（5）适当控制用声：用声不当，用声过度，长期持续演讲和演唱对咽喉炎治疗不利。

（6）积极治疗鼻腔等可能诱发急、慢性咽炎的疾病。

第十节　急性扁桃体炎

急性扁桃体炎是多种病原体引起的扁桃体和咽后淋巴组织急性

感染性疾病，常见于儿童和青少年，在季节交替、气温变化时容易发病。

一、病因

（1）病毒感染：如腺病毒、流感病毒等。

（2）细菌感染：最常见的是链球菌感染，也可由其他细菌引起。

（3）真菌感染：比较少见，常见的是念珠菌感染。

（4）机械性刺激：如吸烟、喉咙受到异物刺激等。

（5）免疫功能低下：如 HIV 感染等。

（6）其他原因：如气候变化、过度疲劳、营养不良等。

二、临床表现

（1）喉咙疼痛或不适。

（2）咽喉干燥，有灼热感。

（3）发热、头痛、全身不适。

（4）咳嗽、打喷嚏、流鼻涕。

（5）咽部红肿、扁桃体肥大、有脓性分泌物。

三、治疗

（1）对症治疗：如退烧、止痛等。

（2）抗生素治疗：对于细菌感染引起的急性扁桃体炎，应及时使用抗生素治疗。

（3）手术治疗：对于反复发作、严重影响生活质量的患者，可以考虑扁桃体切除手术。

四、预防

（1）保持良好的卫生习惯，勤洗手。

（2）避免与患者密切接触。

（3）避免过度疲劳、保持充足的睡眠。

（4）加强身体锻炼，提高免疫力。

第十一节　慢性扁桃体炎

慢性扁桃体炎是指急性扁桃体炎长期反复发作、炎症反复加重，形成慢性炎症状态的一种疾病，病程较长，持续时间可能长达数月至数年。

一、症状

（1）咽痛。

（2）咽异物感：异物感在吞咽时消失，空咽时出现。

二、病因

慢性扁桃体炎多由细菌或病毒感染引起，也可能与过敏反应、营养不良等因素有关。

三、治疗

（1）药物治疗：主要使用抗生素等药物。

（2）手术治疗：包括扁桃体切除术和扁桃体激光消融术等。选择何种治疗方法应根据病情及医生的建议进行选择。

四、预防

（1）保持良好的个人卫生习惯、避免接触感染源、加强营养、增强体质等。

（2）保持口腔清洁：生活中淡盐水含漱，每日多次。

对于反复发作慢性扁桃体炎的患者，应及时就医并严格按照医生的治疗方案进行治疗，避免疾病加重和并发症的发生。

第十二节 声带息肉

声带息肉是一种常见的喉部疾病。它通常是长时间过度使用声带或者喉部受到刺激等因素引起的。

一、病因

声带息肉的病因比较复杂，主要与以下因素有关。

（1）长时间的声带过度使用：如长时间高声喊叫、唱歌等。

（2）咳嗽、嗓子疼的喉部疾病：如喉炎、咽炎等。

（3）喉部刺激：如吸烟、喝酒等。

（4）长期使用嗓子：如演员、教师等职业的人群长期使用嗓子。

（5）其他因素：如肺结核、慢性支气管炎等疾病也可能引起声带息肉的发生。

二、临床表现

声带息肉的临床表现包括声音沙哑、声音疲劳等，严重时可能会影响正常的语音交流。

三、治疗

（1）药物治疗：①抗炎药物。局部可予以理疗、雾化吸入等，可以缓解喉部疼痛等症状。②消肿药物。可以缓解喉部水肿。③免疫调节剂。提高机体免疫力。

（2）手术治疗：声带息肉切除术：对于较大的声带息肉或者病情比较严重的患者，可以考虑进行手术切除。

（3）其他治疗：①声带保护。少吃辛辣刺激性食物、戒烟、戒酒、少用嗓子等。②声带按摩。可以缓解声带疲劳。③声带保湿。如多喝水、经常含糖果等，可以缓解声带干燥的感觉。④改善生活习惯。如保持良好心态、避免过度疲劳等。

总之，对于患有声带息肉的人群，应该积极改善生活习惯，避免引起声带伤害的因素，及时就医，遵医嘱进行治疗，避免病情恶化。

第十三章 口腔科检查

第一节 龋 齿

龋齿，又称虫牙、蛀牙，是一种常见的牙齿疾病，在我国人群患病率已达到 34.5% ～ 70.9%，是口腔中的细菌和食物残渣在牙齿表面形成酸性物质，腐蚀牙釉质和牙本质，最终导致牙齿结构的破坏所引起的病变。

龋齿发病后进展缓慢，且一般情况下不危及患者生命，不易受到重视。但随着龋损病变向牙体深部发展后，可引起牙髓病、根尖周病、颌面部间隙感染、颌骨骨髓炎、颌骨囊肿等疾病。龋病及其继发病作为一种牙源性病灶，可引起全身系统性疾病，严重影响全身健康。

一、病因

龋齿发病的主要因素有宿主、口腔微生物、碳水化合物类食物等。基本发病过程是口腔内微生物黏附在牙齿表面形成牙菌斑生物膜，并在微生态环境中利用糖类食物代谢产生酸性物质，酸性物质长期堆积在牙表面引起脱矿，形成龋损。早期龋齿出现牙透明度降低、牙釉质表面呈白垩色改变；继而病变部位产生色素沉着，局部呈黄褐色或棕褐色，此时尚无牙体缺损。随着破坏的深入，牙体缺损形成龋洞，龋洞一旦形成则不能自行恢复。

二、临床表现

龋齿的临床表现主要如下。

（1）浅龋的临床表现：①颜色改变。龋损部位一般呈白垩色，有黄褐色或褐色斑点。②形态改变。多无龋洞形成。③质地改变。用探针检查时有粗糙感或能钩住探针尖端。④主观症状。患者一般无自觉症状，对冷、热、酸、甜等刺激亦无明显反应。⑤辅助检查。X线片检查有利于发现隐蔽部位的龋损。

（2）中龋的病变已到达牙本质浅层，临床表现：①颜色改变。龋损部位呈黄褐或深褐色。②形态改变。龋洞形成，牙体缺损明显。③质地改变。病变部位质地较软。④主观症状。患者对冷、热、酸、甜等刺激敏感，但刺激去除后症状立即消失。⑤辅助检查。X线片检查，牙体组织低密度影累及牙本质浅层。

（3）深龋的龋洞已达牙本质深层，临床表现：①颜色改变。龋损部位呈黄褐或深褐色。②形态改变。龋洞形成，牙体缺损明显。③质地改变。病变部位质地较软。④主观症状。当食物嵌塞入龋洞中或患牙遇冷、热、酸、甜、化学刺激时可出现疼痛，去除刺激后症状立即消失。⑤辅助检查。X线片检查，牙体组织低密度影累及牙本质深层。位于邻面的深龋，牙的外观略有色泽改变，洞口较小而病损破坏很深，容易漏诊，应该结合患者主观症状，仔细探查。

三、治疗

龋齿不仅影响口腔健康，还会影响身体健康。龋齿的治疗根据龋齿的程度和病变范围的不同可以分为不同的方式，主要包括以下几种。

（1）洁牙：对于轻度龋齿，可以通过洁牙来去除牙齿表面的牙菌斑和牙石，以防止龋齿进一步发展。

（2）补牙：对于较深的龋齿，可以通过补牙来修复牙齿结构，防止细菌进一步侵蚀牙齿。补牙材料有多种，包括金属、陶瓷、树脂等。

（3）窝沟封闭：主要用于未发生龋坏的深点隙窝沟，是近年来在儿童中比较推广的预防龋齿是一种手段；预防性树脂充填是指采用窝沟封闭剂防治窝沟龋的有效方法，适用于窝沟内微小浅龋未累及牙本质及窝沟可疑龋，针对的是已经发生或者可疑龋坏的患牙。

（4）根管治疗：当龋齿病变累及到牙髓（也就是牙齿内部的血管和神经）时，就需要进行根管治疗。根管治疗是通过清除受损的牙髓，然后填充根管和牙冠空腔，以保持牙齿完整和功能。

（5）牙齿拔除：对于已经无法通过其他方式治疗的严重龋齿，可能需要进行拔除。拔牙后需要进行义齿或种植牙等修复。

总的来说，预防龋齿比治疗龋齿更重要。预防龋齿的关键是保持良好的口腔卫生习惯，定期到正规的口腔门诊进行检查和洁牙。此外，还应遵循健康的饮食习惯，减少吃甜食、饮料等高糖食物的摄入，尽量选择富含蛋白质、钙质、维生素等营养素的食物。如果已经出现龋齿的症状，应及时就诊，接受口腔医生的治疗。

第二节 牙 周 病

牙周疾病是口腔最常见的两大类疾病之一，也是成年人牙齿丧失的主要原因。是牙齿周围组织（包括牙龈、牙槽骨、牙周膜等）发生炎症和破坏所引起的。按照病变累及组织的不同，该病分为两大类，即牙龈炎和牙周炎。牙周病的早期症状不易引起重视，易造成牙周组织长期慢性感染，炎症反复发作，会导致牙齿松动、脱落，不仅损害口腔咀嚼系统的功能，还会严重影响健康。

一、发病过程

牙周病的发病过程可以分为 3 个阶段，分别是牙龈炎、轻度牙周炎和重度牙周炎。

（1）牙龈炎：牙龈炎是牙周病的早期阶段，主要是牙菌斑和食物残渣在牙齿表面形成一层黏性薄膜，导致牙龈反复发炎和出血。如果不及时清除，牙龈炎会发展成为牙周炎。

（2）轻度牙周炎：是牙周病的中期阶段，炎症已经扩散到牙龈下方的牙周袋，开始出现红肿、疼痛、牙龈出血等症状。此时，细菌已经开始破坏牙周组织，逐渐导致牙周袋加深，牙齿周围的骨质疏松，牙齿松动，咀嚼功能下降。

（3）重度牙周炎：作为牙周病的晚期阶段，牙周袋已经深达牙齿根部，细菌已经破坏大量的牙周组织和骨质，导致牙齿松动、移位，继而牙齿脱落。此时，口腔感染已经严重影响身体健康。

二、辅助检查

牙周病的辅助检查手段主要包括以下几种。

（1）牙周探测：使用牙周探针测量牙周袋的深度和牙齿松动度，评估牙周病的程度和严重程度。

（2）牙片 X 线检查：使用 X 线检查牙齿和牙周组织的状况，包括牙齿的根部、骨质的状况和牙周袋的深度等。

（3）牙周组织探查：利用显微镜观察口腔内部的细菌、炎症和牙龈出血等情况，以确定牙周病的严重程度。

（4）牙周病菌检查：通过采集口腔内的细菌样本，进行菌群检测和药敏试验，以确定牙周病的病因和治疗方案。

（5）牙周病风险评估：利用临床和实验室检查结果，结合患者的个人资料，评估患者患牙周病的风险和预后。

这些辅助检查手段可以帮助口腔医生更加准确地诊断和治疗牙周病，为患者提供更加有效的口腔保健服务。

三、治疗

（1）口腔卫生：保持良好的口腔卫生习惯，定期洁牙。

（2）局部治疗：牙周病的局部治疗主要包括刮洗牙面和根面，除去菌斑和牙石，清洁龈沟，消除炎症，防止病情进一步恶化。

（3）药物治疗：口腔杀菌剂、消炎药、止痛药等。

（4）手术治疗：包括口腔手术和牙周外科手术，如切除病变牙龈组织、牙周膜切除术、植骨术、牙周瓣术等。

（5）综合治疗：牙周病治疗需要综合治疗，包括口腔卫生教育、饮食调整、生活习惯改变、心理疏导等。同时，需要定期复查，预防病情复发。

四、预防

预防牙周病的关键是保持良好的口腔卫生习惯，包括以下几个方面。

（1）刷牙：每天刷牙 3 次，每次刷牙不少于 3 min，并使用牙线彻底清洁牙齿间的食物残渣。

（2）漱口：每天使用口腔漱口水漱口，能够有效杀灭口腔中的细菌和减少龈下菌斑的数量。

（3）饮食：少吃高糖、高脂肪、高盐及含咖啡因的食物，多吃富含蛋白质、维生素、矿物质和纤维素的食物，如新鲜水果、蔬菜和谷类。

（4）定期检查：定期到口腔门诊进行检查，及时发现龈下菌斑和龈下牙石等问题，预防牙龈炎和牙周病的发生。

（5）戒烟、戒酒：戒烟、戒酒能够有效降低患牙周病的风险。

除了以上几点，还可以进行牙齿美容修复，如正畸矫正、烤瓷牙等，改善牙齿排列和外观，减少牙齿疾病的发生。总之，良好的口腔卫生习惯和定期就诊是预防牙周病的最有效方法。

第三节　阻　生　齿

阻生齿是指牙齿阻生过程中的异常情况，导致牙齿无法正常生长或移位，从而影响牙齿的出牙位置和排列。牙齿阻生过程指的是牙齿从牙槽骨中生长出来的过程。正常情况下，牙齿的生长是一个复杂的过程，需要通过骨质吸收和牙根的移位等过程来完成。在牙齿阻生过程中，如果出现了一些异常情况，例如牙齿发育不良、牙槽骨发育异常等，则可能导致牙齿无法正常生长或移位，从而出现阻生齿的情况。阻生齿可能会导致牙列不正常、牙齿错位、拥挤等问题，因此需要及时进行治疗。

一、临床表现

（1）口腔不适或疼痛：阻生齿可能会引起口腔不适或疼痛，尤其是在咀嚼或进食时更加明显。

（2）牙龈肿胀或出血：阻生齿可能会导致周围牙龈肿胀、疼痛和出血等症状。

（3）牙齿排列不正常：阻生齿可能会导致牙齿排列不正常，从而影响整个牙列的排列和美观。

（4）牙齿拥挤或错位：阻生齿可能会导致周围牙齿拥挤或错位，从而影响口腔的功能和美观。

（5）颌骨发育异常：阻生齿可能会导致颌骨发育异常，尤其是在儿童期，可能会影响牙齿和颌骨的正常发育。

如果出现以上症状，应及时就医，进行口腔检查和诊断，以便尽早发现和治疗阻生牙齿，避免对口腔健康和美观造成更多的影响。

二、辅助检查

（1）口腔 X 线检查：是一种常见的检查方法，可以帮助医生确定阻生牙齿的具体位置、大小和形态等。

（2）牙齿 CT 检查：可以提供更为详细、准确的阻生齿相关信息，包括骨质情况、牙槽骨形态、牙根长度和位置等。

（3）口腔模型检查：可以通过制作口腔模型帮助医生确定阻生齿的具体位置和对周围牙齿的影响程度。

（4）口腔内镜检查：可以在口腔内直接观察阻生齿的情况，帮助医生确定阻生齿的大小、形态和位置等。

以上几种检查方法可以互相结合，以便更加准确地确定阻生齿的情况和制定治疗方案。

阻生齿在儿童和成人中都比较常见，尤其是乳牙和智齿。阻生齿可能会导致牙齿拥挤、错位、反颌等问题，影响口腔健康和美观。因此，对于阻生齿，应及时进行治疗。

三、治疗

（1）手术治疗：是一种有效的治疗方法，适用于牙齿阻生严重的情况。一般包括切开牙龈、牙槽骨和黏膜，直接将阻生齿暴露出来，然后将其拔除或移位。

（2）矫正牙齿：对于一些轻度的阻生齿，可以通过矫正牙齿的方式来改善牙列的排列和牙齿的位置。常见的矫正牙齿方法包括牙套矫正、隐形矫正、正畸手术等。

（3）其他治疗：包括局部牙周治疗、牙齿磨牙、牙齿缩小等，这些治疗方法主要是为了改善阻生齿对于口腔健康和美观的影响。

四、预防

阻生齿的发生可以是遗传因素、局部口腔环境等多种原因引起的，因此无法完全预防。但是，以下几种方法可以减少阻生齿的发生概率。

（1）保持良好的口腔卫生习惯，保持口腔清洁，减少口腔细菌的繁殖，减少口腔炎症和牙齿疾病的发生，从而减少阻生齿的发生概率。

（2）定期到口腔科进行口腔检查，及时发现口腔问题，包括阻生齿，可以更早地进行治疗。

（3）避免口腔外伤，尤其是对牙齿的外力冲击，可以减少阻生齿的发生概率。

（4）保持营养均衡，摄入充足的钙、磷、维生素等营养素，有助于促进牙齿的健康发育，从而减少阻生齿的发生概率。

综上所述，阻生齿的预防需要从多个方面入手，发现及时就医，根据具体情况选择合适的治疗方法，以保持口腔健康和美观。

第四节 牙髓炎

牙髓炎是一种牙齿内部组织的炎症，通常由细菌感染引起。牙髓是牙齿内部的柔软组织，包括神经和血管，同时也被称为“牙神经”或“牙髓组织”。当细菌侵入牙齿内部，感染牙髓组织时，会引起牙齿疼痛、肿胀和感染。牙髓炎的症状包括牙痛、龋齿、牙齿敏感、牙龈肿胀、脓肿等。牙髓炎的治疗方法包括根管治疗、牙齿拔除、抗生素治疗、使用止痛药等。预防牙髓炎的最好方法是保持良好的口腔卫生习惯，定期洁牙和进行口腔检查。如果您怀疑自己患有牙髓炎，请及时咨询口腔科医生。

一、病因

（1）蛀牙：蛀牙是牙髓炎的主要原因。牙齿上的蛀洞可以让细菌进入牙齿内部，导致牙髓炎。

（2）牙齿受损：牙齿受损或裂开后，也会让细菌进入牙齿内部，引起牙髓炎。

（3）牙齿治疗：一些牙齿治疗过程中，如修复龋洞或安装牙冠时，如果不彻底清除牙髓内的细菌，也会导致牙髓炎。

（4）牙齿外伤：牙齿外伤，如重击或撞击，也可能导致牙髓炎。

（5）免疫系统问题：免疫系统问题会导致身体对细菌的抵抗力下降，从而增加牙髓炎的风险。

总之，保持牙齿健康，及时治疗蛀牙和牙齿受损等问题，可以有效预防牙髓炎的发生。

二、临床表现

（1）牙齿疼痛：疼痛可能是轻微的或剧烈的，持续或间歇的，可能会在夜间加剧。

（2）牙齿敏感：牙齿可能会对冷热食物和饮料产生敏感，甚至是轻微的碰触也会引起疼痛。

（3）牙龈肿胀：牙龈可能会肿胀且疼痛。

（4）牙齿松动：牙齿可能感到松动或移动。

（5）脓肿：在牙髓炎进一步发展时，可能会出现脓肿，伴随着疼痛和肿胀。

（6）感觉异常：有些人可能会感到嘴里有异味或异感。

如果您出现了以上症状中的任何一种或多种，建议尽快咨询口腔科医生以进行诊断和治疗，以免病情加重。及时治疗可以有效缓解疼痛和不适，并防止进一步的感染和牙齿损伤。

三、辅助检查

如果您怀疑自己患有牙髓炎，建议尽快去口腔科就诊。口腔科医生进行检查。口腔科医生会进行以下检查。

（1）牙齿检查：口腔科医生会检查您的口腔和牙齿，以确定是否有任何牙齿受损或蛀牙的情况。

（2）牙髓检查：口腔科医生会使用牙髓探针或牙髓测试器等工具来检查牙髓组织是否发炎或受损。

（3）X线检查：X线检查可以帮助口腔科医生确定牙髓炎的程度，并确定是否需要进行根管治疗。X线检查可以显示牙齿内部的情况，包括牙髓组织和根管的状态。

（4）CT扫描：如果牙髓炎已经引起周围组织的感染，口腔科医生可能会建议进行 CT 扫描以确定感染的范围和严重程度。

检查完成后，口腔科医生可以根据检查结果判断是否需要进行根管治疗或其他治疗，并提供适当的建议和治疗方案。

四、治疗

牙髓炎的治疗方案会因病情而异，包括以下几种常见的治疗方法。

（1）根管治疗：根管治疗是最常用的牙髓炎治疗方法。该方法通过清除受感染的牙髓组织和神经，然后用特殊的填充物填充根管，以防止感染再次发生。在治疗期间，口腔科医生会使用局部麻醉来缓解疼痛。

（2）牙齿拔除：在牙髓炎过于严重，无法进行根管治疗的情况下，可能需要拔除受影响的牙齿。拔牙后需要注意口腔卫生，避免引起其他口腔问题。

（3）抗生素治疗：如果牙髓炎是细菌感染引起的，口腔科医生可能会开具抗生素等进行治疗。抗生素适用于急性牙髓炎或慢性牙髓炎的急性发作，但不能替代根管治疗。

（4）止痛药物：止痛药物可以缓解牙髓炎引起的疼痛和不适，包括非处方药物如布洛芬和对乙酰氨基酚等。

（5）洁牙：可以有效清除牙齿表面和牙缝中的细菌和牙菌斑，以预防蛀牙和其他口腔问题的发生，从而降低牙髓炎的发生率。

总之，根据病情的不同，口腔科医生会根据具体情况制定最适合您的治疗方案。一旦出现牙齿疼痛等牙髓炎症状，应尽快咨询口腔科医生以获得正确的诊断和治疗。

五、预防

预防牙髓炎的最佳方法是保持良好的口腔卫生习惯和定期接受口腔检查和洁牙，具体方法如下。

（1）定期刷牙和使用牙线：每天至少刷两次牙，每次 2min 以上，并使用牙线清洁牙缝，以预防蛀牙和牙龈疾病。

（2）饮食健康：限制含糖食品和饮料的摄入，尤其是黏性糖果和碳酸饮料，这些食物容易滋生细菌并导致蛀牙。

（3）定期洁牙：定期到口腔科接受洁牙，以去除牙齿表面和牙缝中的牙菌斑和牙石，预防牙齿疾病的发生。

（4）及早治疗：及时治疗蛀牙和其他口腔问题，避免疾病进一步发展和导致牙髓炎。

（5）保持口腔清洁：每天用漱口水清洁口腔，以减少细菌滋生和口臭的发生。

第五节　根尖周炎

根尖周炎是一种牙齿周围组织感染性疾病，通常由牙齿内部的细菌感染引起。它的症状包括牙龈肿胀、疼痛、牙齿松动和脓肿等。治疗方法包括根管治疗、外科手术和口腔抗生素等。如果不及时治疗，根尖周炎可能会导致更严重的感染和牙齿脱落。预防根尖周炎的方法包括良好的口腔卫生习惯、定期洁牙和及时治疗口腔问题。

一、病因

根尖周炎的主要病因是细菌感染，这些细菌通常是从口腔表面进入牙齿内部，通过牙齿上的龋洞、裂缝或损伤进入牙髓室，并沿着牙根向下扩散至根尖周围组织。常见的感染细菌包括链球菌、放线菌等。其他病因包括牙齿损伤、牙齿补牙不当、牙齿磨损、牙龈疾病等。此外，免疫系统功能减弱、营养不良、应激等因素也可能增加患根尖周炎的风险。

二、临床表现

根尖周炎的主要临床表现如下。

（1）牙龈肿胀和疼痛：由于根尖周围组织受到感染和炎症的影响，牙龈会出现肿胀和疼痛。

（2）牙齿松动：由于根尖周围组织受到破坏，牙齿的支持结构受损，牙齿会变得松动，甚至牙齿掉落。

（3）牙齿疼痛：根尖周炎常常引起牙齿剧烈的疼痛，疼痛会随着时间的推移而加剧。

（4）脓肿：如果感染严重，可能会在根尖周围形成脓肿，导致局部肿胀、红肿和疼痛。

（5）牙齿敏感：当病变扩散到牙髓时，牙齿会变得敏感，触碰、冷热刺激等都会引起疼痛。

（6）颞部肿胀：如果炎症扩散到颞部，可能会引起颞部肿胀、疼痛和局部压痛。

三、辅助检查

（1）牙齿 X 线检查：X 线检查可以显示牙齿的内部结构，包括牙根和根尖周围组织的状况，有助于确定是否存在根尖周炎。

（2）口腔 CT 检查：CT 检查可以更清晰地显示牙齿和周围组织的情况，有助于确定病变范围和严重程度。

（3）电子测量：电子测量可以测量根管内的电阻值，帮助确定是否存在根尖周炎。

（4）牙龈探测：牙龈探测可以检测牙龈组织的状况，包括是否存在牙龈炎和牙齿松动等。

（5）牙髓测试：牙髓测试可以检测牙齿敏感和疼痛反应，帮助确定是否存在根尖周炎。

通过综合以上检查结果，可以确定根尖周炎的病变范围、严重程度和治疗方案。

四、治疗

（1）根管治疗：根管治疗是根尖周炎的主要治疗方法，通过清除牙齿内部的细菌和病变组织，并填充根管，防止细菌再次感染。

（2）外科手术：如果根管治疗无效或病变范围较大，可能需要进行外科手术，包括根尖切除术和牙周治疗等。

（3）口腔抗生素：口腔抗生素可以帮助抑制细菌感染，但一般只用于治疗严重的感染或手术后等特殊情况。

（4）牙齿拔除：如果牙齿已经严重受损，无法通过其他治疗方法挽救，可能需要拔除牙齿。

除了以上治疗方法外，还需要注意口腔卫生，定期洗牙，并避免吃硬物或使用牙齿过度刺激，以避免牙齿再次受损和感染。

五、预防

（1）良好的口腔卫生：定期刷牙、使用牙线和漱口水，可以有效清除口腔中的细菌和食物残渣，减少牙齿受损的机会。

（2）定期洁牙：定期到口腔科进行洁牙和口腔检查，可以及早发现和治疗口腔问题，防止牙齿受损和感染。

（3）避免过度应力：避免咬硬物和过度刺激牙齿，减少牙齿受损和磨损的机会。

（4）及时治疗口腔问题：如龋齿、牙龈炎等口腔问题，应及时到口腔医生处进行治疗，避免病变扩散导致根尖周炎等严重问题。

（5）均衡饮食：保持均衡的饮食，多摄入富含维生素和矿物质的食物，有助于增强免疫力，减少口腔感染的机会。

总之，保持良好的口腔卫生习惯、定期洁牙和及时治疗口腔问题，是预防根尖周炎的关键。

参 考 文 献

［1］ 葛俊波，徐永健，王辰．内科学［M］.9 版．北京：人民卫生出版社，2019.

［2］ 谢幸，孔北华，段涛．妇产科学［M］.9 版．北京：人民卫生出版社，2018.

［3］ 万学红，卢雪峰．诊断学［M］.9 版．北京：人民卫生出版社，2018.

［4］ 步宏，李一雷．病理学［M］. 9 版．北京：人民卫生出版社，2018.

［5］ 杨培增，范先群．眼科学［M］.9 版．北京：人民卫生出版社，2018.

［6］ 王霄霞．外周血细胞形态学检查报告及危急值设定的建议［J］. 临床检验杂志，2018，36(12)：881-885.

［7］ 李力．大便常规：胃肠疾病的警报器［J］. 健康世界，2022，29(11)：54-55.

［8］ 中华医学会感染病学分会肝衰竭与人工肝学组，中华医学会肝病学分会重型肝病与人工肝学组．肝衰竭诊治指南(2018 年版)［J］. 中华肝脏病杂志，2019，27(1)：18-26.

［9］ 中国血脂管理指南修订联合专家委员会．中国血脂管理指南(2023 年)［J］. 中国循环杂志，2023，38(3)：237-271.

［10］ 中国医师协会肾脏内科医师分会，中国中西医结合学会肾脏疾病专业委员会．中国肾性高血压管理指南 2016(简版)［J］. 中华医学杂志，2017，97(20)：1547-1555.

［11］ 中华医学会糖尿病学分会．中国 2 型糖尿病防治指南(2017 年版)［J］. 中国实用内科杂志，2018，38(4)：292-344.

［12］ 扈学俸，韩笑然，杨祖耀，等．诊断切点的改变对中国高血压、高血脂、高血糖患病率的影响［J］. 中华预防医学杂志，2017，51(5)：369-377.

［13］ 中华医学会内分泌学分会．成人甲状腺功能减退症诊治指南［J］. 中华内分泌代谢杂志，2017，33(2)：167-180.

[14] 中华医学会外科学分会甲状腺及代谢外科学组，中国医师协会外科医师分会肥胖和糖尿病外科医师委员会．中国肥胖及2型糖尿病外科治疗指南(2019版)[J]．中国实用外科杂志，2019，39(4)：301–306.

[15] 中国医师协会甲状腺肿瘤消融治疗技术专家组，中国抗癌协会甲状腺癌专业委员会，中国医师协会介入医师分会超声介入专业委员会，等．甲状腺良性结节、微小癌及颈部转移性淋巴结热消融治疗专家共识(2018版)[J]．中国肿瘤，2018，27(10)：768–773.

[16] 中华医学会，中华医学会杂志社，中华医学会全科医学分会，等．甲状腺功能亢进症基层诊疗指南(2019年)[J]．中华全科医师杂志，2019，18(12)：1118–1128.

[17] 中华医学会心电生理和起搏分会，中国医师协会心律学专业委员会．室性心律失常中国专家共识[J]．中华心律失常学杂志，2016，20(4)：279–326.

[18] 中华医学会，中华医学会杂志社，中华医学会全科医学分会，等．心脏骤停基层诊疗指南(2019年)[J]．中华全科医师杂志，2019，18(11)：1034–1041.

[19] 许俊锋，盛剑秋．结直肠癌筛查及其进展[J]．胃肠病学，2020，25(1)：1–6.

[20] 中华医学会，中华医学会杂志社，中华医学会全科医学分会，等．急性上呼吸道感染基层诊疗指南(实践版·2018)[J]．中华全科医师杂志，2019，18(5)：427–430.

[21] 中华医学会神经病学分会，中华医学会神经病学分会脑血管病学组．中国急性缺血性脑卒中诊治指南2018[J]．中华神经科杂志，2018，51(9)：666–682.

[22] 中华医学会心血管病学分会心力衰竭学组，中国医师协会心力衰竭专业委员会，中华心血管病杂志编辑委员会．中国心力衰竭诊断和治疗指南2018[J]．中华心血管病杂志，2018，46(10)：760–789.

[23] 中华医学会骨科学分会关节外科学组．骨关节炎诊疗指南(2018年版)[J]．中华骨科杂志，2018，38(12)：705–715.

[24] 中华医学会心血管病学分会介入心脏病学组，中华医学会心血管病学分会动脉粥样硬化与冠心病学组，中国医师协会心血管内科医师分会血栓防治专业委员会，等．稳定性冠心病诊断与治疗指南[J]．中华心血管病杂志，

2018,46(9):680-694.

[25] 中华耳鼻咽喉头颈外科杂志编辑委员会鼻科组,中华医学会耳鼻咽喉头颈外科学分会鼻科学组.中国慢性鼻窦炎诊断和治疗指南(2018)[J].中华耳鼻咽喉头颈外科杂志,2019,54(2):81-100.

[26] 中华医学会骨质疏松和骨矿盐疾病分会.原发性骨质疏松症诊疗指南(2017)[J].中国骨质疏松杂志,2019,25(3):281-309.

[27] 中华医学会,中华医学会肿瘤学分会,中华医学会杂志社.中华医学会肺癌临床诊疗指南(2018版)[J].中华肿瘤杂志,2018,40(12):935-964.

[28] 中华医学会感染病学分会,中华医学会肝病学分会.慢性乙型肝炎防治指南(2019年版)[J].中华肝脏病杂志,2019,27(12):938-961.

[29] 中国医师协会肾脏内科医师分会.中国肾脏疾病高尿酸血症诊治的实践指南(2017版)[J].中华医学杂志,2017,97(25):1927-1936.

附录

缩 略 词 表

序号	英文缩写	英文全称	中文全称
1	AFP	alpha-fetoprotein	甲胎蛋白
2	ALB	albumin	白蛋白
3	ALP	alkaline phosphatase	碱性磷酸酶
4	ALT	alanine aminotransferase	丙氨酸氨基转移酶
5	APTT	activated partial thromboplastin time	活化部分凝血活酶时间
6	AST	aspartate aminotransferase	天门冬氨酸氨基转移酶
7	BMI	body mass index	身体质量指数
8	BNP	brain natriuretic peptide	B 型尿钠肽
9	BUN	blood urea nitrogen	血尿素氮
10	CA19-9	carbohydrate antigen 19-9	糖类抗原 19-9
11	Ccr	creatinine clearance rate	肌酐清除率
12	CEA	carcinoembryonic antigen	癌胚抗原
13	CHD	coronary heart disease	冠状动脉粥样硬化性心脏病
14	CHE	cholinesterase	胆碱酯酶
15	CK	creatine kinase	肌酸激酶
16	CKD	chronic kidney disease	慢性肾脏病
17	CK-MB	creatine kinase isoenzyme MB	肌酸激酶同工酶
18	CT	computed tomography	计算机断层扫描
19	CTA	computed tomography angiography	计算机体层血管成像
20	cTnI	cardiac troponin I	肌钙蛋白 I

续表

序号	英文缩写	英文全称	中文全称
21	cTnT	cardiac troponin T	肌钙蛋白 T
22	CYFRA21−1	cytokeratin 19 fragment	细胞角蛋白 19 片段
23	DBIL	direct bilirubin	直接胆红素
24	DSA	digital subtraction angiography	数字减影血管造影
25	FT3	free triiodothyronine	游离三碘甲状腺原氨酸
26	FT4	free thyroxine	游离四碘甲状腺原氨酸
27	G	globulin	球蛋白
28	GADA	glutamic acid decarboxylase antibody	抗谷氨酸脱羧酶抗体
29	GFR	glomerular filtration rate	肾小球滤过率
30	GGT	γ−glutamyltransferase	γ−谷氨酰转移酶
31	HBcAb	hepatitis B core antibody	乙型肝炎核心抗体
32	HBDH	α−hydroxybutyrate dehydrogenase	α−羟丁酸脱氢酶
33	HBeAb	hepatitis B e antibody	乙型肝炎 e 抗体
34	HBsAb	hepatitis B surface antibody	乙型肝炎表面抗体
35	HBsAg	hepatitis B surface antigen	乙型肝炎表面抗原
36	HCV	hepatitis C virus	丙型肝炎病毒
37	HDL−C	high−density lipoprotein cholesterol	高密度脂蛋白胆固醇
38	HE4	human epididymis protein 4	人附睾蛋白 4
39	HIV	human immunodeficiency virus	人类免疫缺陷病毒
40	IAA	insulin autoantibody	抗胰岛素抗体
41	ICA	islet cell antibody	抗胰岛细胞抗体
42	ITP	idiopathic thrombocytopenic purpura	特发性血小板减少性紫癜

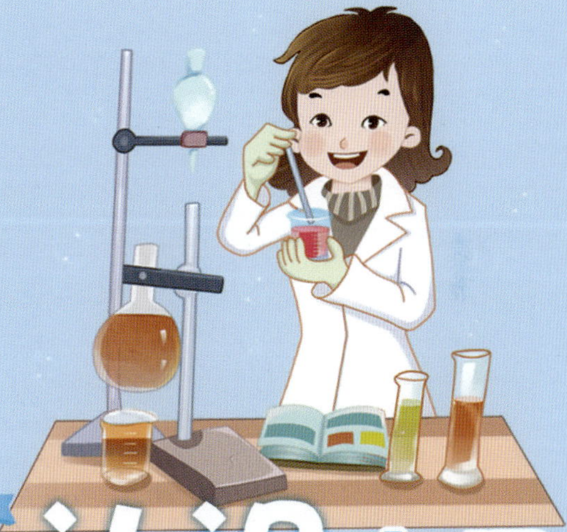

认识毒品

RENSHI DUPIN

认识毒品是为了更好地远离毒品

毒品是从地狱里伸出来的撒旦之手，一旦被抓住，挣脱不了，只能慢慢沉沦、堕落。毒魔它正扇动着腐臭的翅膀，飞过那段惨痛的历史来到你我身边。它荼毒着人类灵魂，摧残着人类身躯，毁灭着生的希望。然而现在，我们将不再沉默，坚决对毒魔说“不”!

续表

序号	英文缩写	英文全称	中文全称
43	LDH	lactate dehydrogenase	乳酸脱氢酶
44	LDL-C	low-density lipoprotein cholesterol	低密度脂蛋白胆固醇
45	MB	myoglobin	肌红蛋白
46	MRA	magnetic resonance angiography	磁共振血管成像
47	MRI	magnetic resonance imaging	磁共振成像
48	NSE	neuron-specific enolase	神经元特异性烯醇化酶
49	OGTT	oral glucose tolerance test	糖耐量试验
50	PA	prealbumin	前蛋白
51	PCA3	prostate cancer antigen 3	前列腺癌基因 3
52	PET	positron emission tomography	正电子发射断层成像
53	ProGRP	pro-gastrin-releasing peptide	胃泌素释放肽前体
54	PSA	prostate specific antigen	前列腺特异性抗原
55	PT	prothrombin time	凝血酶原时间
56	PTA	percutaneous transluminal angioplasty	球囊血管成形术
57	SCC	squamous cell carcinoma antigen	鳞状细胞癌相关抗原
58	Scr	serum creatinine	血肌酐
59	TBA	total bile acids	胆汁酸
60	TBIL	total bilirubin	总胆红素
61	TC	total cholesterol	总胆固醇
62	TCD	transcranial doppler	经颅多普勒超声
63	TgAb	thyroglobulin antibody	甲状腺球蛋白抗体
64	TP	total protein	血清总蛋白

续表

序号	英文缩写	英文全称	中文全称
65	TPOAb	thyroid peroxidase antibody	抗甲状腺过氧化物酶抗体
66	TRAb	thyroid-stimulating hormone receptor antibodies	促甲状腺激素受体抗体
67	TSH	thyroid-stimulating hormone	促甲状腺素
68	TT3	total triiodothyronine	总三碘甲状腺原氨酸
69	TT4	total thyroxine	总四碘甲状腺原氨酸
70	UA	uric acid	尿酸
71	WHR	waist-to-hip ratio	腰臀围比值
72	ZnT8Ab	anti-zinc transporter protein 8 antibody	抗锌转运蛋白抗体